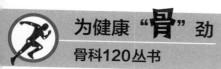

为健康"骨"劲

骨科120丛书

总顾问 刘昌胜 张英泽 戴尅戎

总主编 苏佳灿

骨质疏松
120问 ✚

主编 ◎ 王栋梁　王晖　陈晓

上海大学出版社

图书在版编目(CIP)数据

骨质疏松 120 问 / 王栋梁,王晖,陈晓主编.
上海:上海大学出版社,2024. 7. --(为健康"骨"
劲 / 苏佳灿总主编). -- ISBN 978 - 7 - 5671 - 5031 - 7

Ⅰ. R681 - 44

中国国家版本馆 CIP 数据核字第 2024DZ1241 号

责任编辑 陈 露
封面设计 缪炎栩
技术编辑 金 鑫 钱宇坤

为健康"骨"劲
骨质疏松 120 问
王栋梁 王 晖 陈 晓 主编
上海大学出版社出版发行
(上海市上大路 99 号 邮政编码 200444)
(https://www.shupress.cn 发行热线 021 - 66135112)
出版人 戴骏豪
＊
南京展望文化发展有限公司排版
上海颛辉印刷厂有限公司印刷 各地新华书店经销
开本 890mm×1240mm 1/32 印张 4.75 字数 95 千
2024 年 8 月第 1 版 2024 年 8 月第 1 次印刷
ISBN 978 - 7 - 5671 - 5031 - 7/R·61 定价 58.00 元

序 言

"岁寒，然后知松柏之后凋也。"意为一个人的节操与品行，只有在困境中才能显现。而我等从医者，正是立志守护人身之"松柏"——强健的骨骼。

骨为身之干，支撑起生命的屹立不倒。然世间疾病千奇百怪，骨疾尤为凶险。有如暗夜突袭的骨折创伤，似无声蚕食的骨质疏松，或如幽灵般游走的骨肿瘤……无不考验着骨科医者的智慧与经验。

本丛书以"强骨"为宗旨，撷取骨科领域精华，解答患者关切。自创伤骨科到关节外科，从脊柱到四肢，举凡骨科疑难疑点，图文并茂，一一道来。寓医理于浅言，蕴经验于问答。言简意赅却包罗万象，通俗晓畅而雅俗共赏。

本丛书共 21 个分册，涵盖骨科所有常见疾病，是目前国内最系统、最全面的骨科疾病科普系列丛书。从骨折、骨不连等常见创伤，到骨性关节炎、骨质疏松等慢性病，从关节镜微创技术到修复重建难题，从骨科护理常识到康复指导，可谓全方位、多角度、立体化地解答骨科常见疾病诊疗问题。120 问的内容设计，聚焦读者最迫切的疑惑，直击骨科就诊最本质的需求，力求读者短时间内获取最实用的知识。这是一系列服务骨科医患共同的工具书,更是一座沟通医患的桥梁。

"岁月不居,时节如流。"随着人口老龄化加剧,骨科疾病频发。提高全民骨健康意识,普及骨科养生保健知识,已刻不容缓。我们坚信,树立正确观念,传播科学知识,能唤起公众对骨骼健康的关注,进而主动规避骨病风险。这正是本丛书的价值所在,亦是编写初衷。

让我们携手共筑健康之骨,守望生命之本,用"仁心仁术"抒写"岁寒不凋"的医者丰碑,用执着坚守诠释"松柏常青"的"仁爱仁医"。

"博观而约取,厚积而薄发",愿本丛书成为广大读者的良师益友,为患者带去希望,为医者增添助力。让我们共同守护人体这座最宏伟的"建筑",让健康的骨骼撑起每一个生命的风帆,乘风破浪,奋勇前行!

总主编 苏佳灿

2024 年 7 月

前 言

　　欢迎您打开这本关于骨质疏松症的科普图书。在当今社会，随着人口老龄化的不断加剧，骨质疏松症已成为影响中老年人健康和生活质量的一大公共卫生问题。这种疾病通常在无声无息中侵袭，往往在发生骨折后才被人们所注意，因此被称为"沉默的疾病"。骨质疏松症不仅对患者的身体健康构成威胁，还会带来心理和经济上的双重负担。因此，提高对骨质疏松症的认识，了解其预防和治疗的知识变得至关重要。

　　本书旨在为广大读者提供一个全面、准确、易于理解的骨质疏松症知识宝库。通过阅读本书，您不仅可以深入了解骨质疏松症的基本概念、发病机制、影响因素和临床表现，还可以掌握当前最新的诊断方法、治疗策略及预防措施。我们特别强调了日常生活中的健康管理和自我保护，以帮助读者采取实际行动，减轻骨质疏松症带来的影响。

　　为了使骨质疏松症科普知识更加生动和容易理解，本书配备了丰富的图表和现实生活中的案例。无论您是骨质疏松症患者，或者家属，还是关注健康生活的普通读者，都能在这本书中找到有用的信息和启示。

我们相信,知识可以改变命运。通过提升对骨质疏松症的认识,每个人都能为自己和家人的骨骼健康贡献一份力量。让我们一起迈出这一步,用知识武装自己,迎接一个更加健康的未来。

祝愿您在阅读本书的过程中收获满满,愿这本书成为您追求健康生活路上的一盏明灯。

编 者

2024 年 6 月

目　录

第三篇 骨质疏松症的临床表现

第四篇 骨质疏松症的诊断及与其他疾病鉴别

第五篇 **骨质疏松症的治疗与预防**

第六篇 **骨质疏松症的中医药、饮食等其他治疗方法**

第七篇 骨质疏松性骨折相关问题

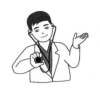

第一篇
骨骼基础知识

 人体是由多少块骨骼组成的？ 骨骼可以分成哪几类？

正常情况下，人体由 206 块骨组成，骨与关节共同构成骨骼，成为人体的支架。有些人在关节处还会有一些籽骨或副骨。籽骨是人体正常的骨骼结构，主要存在人体的大关节部位，如髋关节、膝关节、骶髂关节等，不仅可以起到支撑骨骼的作用，避免局部的软组织受到损伤，而且能够维持骨骼的稳定。

骨骼按形态可分为长骨、短骨、扁骨、不规则骨和含气骨 5 类。① 长骨呈长管状，主要分布在四肢，在运动中起杠杆作用；② 短骨形似立方体，分布于承受压力较大且运动较复杂的部位，如手腕骨等；③ 扁骨呈板状，主要构成颅腔、胸腔和盆腔，保护腔内的器官，如颅骨保护大脑、肋骨和胸骨保护心和肺、骨盆保护子宫和膀胱等；④ 不规则骨的外形不规则，如椎骨；⑤ 含气骨指一些含有空腔的骨骼，主要是产生共鸣和减轻重量，如上颌骨等。

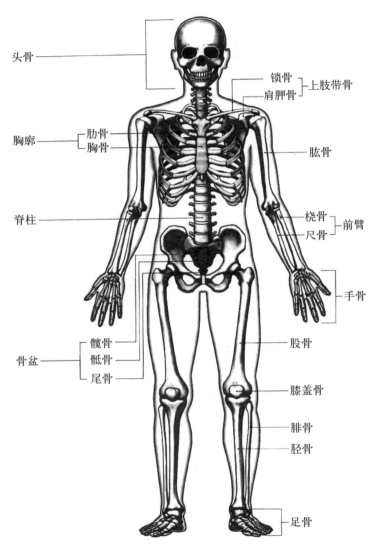

头骨

锁骨
肩胛骨 } 上肢带骨

胸廓 { 肋骨
胸骨

肱骨

脊柱

桡骨
尺骨 } 前臂

手骨

骨盆 { 髋骨
骶骨
尾骨

股骨

膝盖骨

腓骨

胫骨

足骨

全身骨骼图片

骨骼由哪些成分组成？

　　骨骼是由多种物质组成的复杂结构，主要包括无机矿物质、有机基质、细胞、血液供应和水分等。

　　（1）无机矿物质：骨头的硬度和稳定性来自其中的矿物质，主要成分是钙和磷。这些矿物质以羟基磷灰石的形式存在于骨组织中。

　　（2）有机基质：骨组织中含有多种蛋白质，其中最重要的是胶原蛋白，它占据了骨组织干重的 90% 以上。胶原蛋白能够提供骨组织的弹性和韧性。

　　（3）细胞：骨组织中包含骨细胞、成骨细胞、破骨细胞和衬里细胞。骨细胞被包埋于骨基质中，成骨细胞、破骨细胞及衬里细胞主要存在于骨表面，在骨转换中发挥重要作用。成骨细胞负责产生新的骨组织，破骨细胞负责吸收老化或受损的骨组织，骨细胞则帮助调节骨密度和钙平衡。

　　（4）血液供应：血液供应是骨骼营养的重要来源之一。骨中的血管可以为骨组织提供营养物质和氧气，同时也可以带走废物和二氧化碳。血液供应对于维持骨的正常生理功能非常重要。

　　（5）水分：水分是骨基质的组成部分，也是骨的主要成分之一。

　　除此之外，骨骼中还有其他多种微量元素等构成。这些成分共同作用,使得骨骼具有适当的硬度和韧性,从而能够承受人体的重量和运动压力。

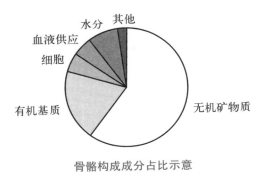

骨骼构成成分占比示意

3 人体骨骼如何进行代谢维持稳定?

　　人体正常的骨代谢过程是骨组织不断进行改建活动的一个复杂过程,包括骨吸收和骨形成两个方面。骨代谢过程中破骨细胞和成骨细胞极为重要。破骨细胞负责"拆",拆除老化的不正常的骨;成骨细胞负责"建",形成正常的新鲜骨。首先,骨吸收过程中,破骨细胞大量被激活,将基质溶解,并把骨中钙移出;随后,骨吸收表面的成骨细胞聚集,合成大量非矿化的骨基质,同时把钙运至钙化区;最后,钙、磷结晶逐渐沉积在骨基质中,骨基质钙化,形成骨组织。在骨代谢的过程中,每天都有一定量的骨组织被吸收,又有相当数量的骨组织形成,两者保持着动态的平衡,当骨吸收大于骨形成时,可出现骨丢失,发生骨质疏松、骨软化等;当骨形成而无相应的骨吸收时,则可出现骨质硬化(俗称"骨刺")。

　　骨的代谢过程受到体内许多因素的调节,钙、磷、镁、内分泌激素和维生素等多种因素均起着至关重要的作用。

 钙在骨代谢中发挥何种功能?

　　钙作为骨骼的"支撑者",是人体内含量最多的矿物质之一,占体重的 1.5%～2%。成人体内钙的总量为 1 000～1 200 克。人体内约 99% 的钙储量贮存在骨骼与牙齿中,1% 左右分布在其他部位。正常成人每日钙的最低需要量为 800 毫克,儿童生长期、妊娠及哺乳期需要量更大。钙的主要来源是食物,通过小肠吸收,一般每日摄入的钙仅 10%～35% 被吸收,未被吸收的钙从粪便中排出体外。吸收的钙主要通过肾脏排泄,部分钙可由肾脏重新吸收。

　　钙在骨代谢中发挥着重要的功能,主要包括以下几个方面:

　　(1) 维持骨骼结构:钙是骨骼的主要成分之一,能够赋予骨骼硬度和稳定性,维持骨骼的结构和形态。

　　(2) 参与骨形成:钙是骨骼生长和修复过程中不可或缺的元素,能够促进骨细胞的生长和分化,有利于骨组织的形成和再生。

　　(3) 调节骨代谢:钙能够影响骨骼的代谢平衡,维持骨骼的健康状态。

　　(4) 维持神经与肌肉功能:钙离子在神经传导和肌肉收缩中发挥着重要作用,维持神经肌肉系统的正常功能。

　　我们人体中的骨骼是"活"的,当钙摄入不足时,骨骼中的钙就会释放到血液里,以维持血钙浓度,导致骨密度越来越低,骨质越来越疏松,进而引发骨折、骨质退行性增生或儿童佝偻病。骨组织也不断进行钙的交换,旧骨中的钙不断通过骨吸收进入血液等部位,饮食中吸收的钙与肾脏重新吸收的钙又不断形成,维持钙代谢的平衡。钙代谢主要受降钙素、甲状旁腺激素与活性维生素 D 的调节,同时又受到其他因素的影响,如生长激素、性激素、肾上腺皮质激素与甲状腺激素等。

　　总之,钙在骨代谢中扮演着重要的角色,对于维持骨骼健康和功能发挥至关重要的作用。

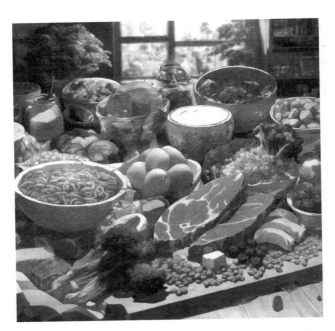

含钙量多的食物:牛奶、豆制品、瘦肉、鸡肉、鱼类、虾皮等

5 磷在骨代谢中的作用是什么？

磷是人体内的主要元素之一，体内 80% 的磷存在于骨与牙齿中，有促进骨形成的作用。磷还是构成细胞膜的必要元素，对细胞代谢起关键作用，是生命遗传与个体发育所必需元素。磷参与神经的传导、肌肉的收缩。

磷在骨代谢中发挥着重要的作用，主要包括以下几个方面：

（1）维持骨骼结构：磷是骨骼的重要成分之一，与钙一起构成骨骼的主要矿物质成分，赋予骨骼硬度和稳定性。

（2）参与能量代谢：磷参与细胞内的能量代谢过程，如磷酸化反应，是细胞内能量储备的重要组成部分。

（3）参与细胞信号传导：磷在细胞内参与多种信号传导通路，包括细胞增殖、分化等过程，对骨细胞的功能发挥具有重要影响。

（4）维持酸碱平衡：磷是维持体内酸碱平衡的重要离子之一，对于维持骨骼和全身的酸碱平衡具有重要作用。

正常饮食中含有大量的磷，一般不会造成磷的摄入不足，故营养性缺磷少见。成人平均磷的需要量每日为 1 000～1 500 毫克，最低需要量约为 800 毫克。磷主要在小肠吸收与肾脏的重吸收，通过肾脏排泄。体内存在着血磷稳定机制，维持血磷的恒定，如甲状旁腺激素、降钙素、活性维生素 D 等可调节磷的代谢，使磷的摄入与排泄达到平衡。

含磷多的第一类食物是瘦肉，如瘦猪肉、瘦牛肉、瘦羊肉；第二类食物是动物内脏，如猪肝、牛肝、羊肝；第三类食物是蛋类，如鸡蛋、鸭蛋、鹅蛋、鹌鹑蛋等；第四类是植物性食物，如海带、紫菜、谷类食物。

总之，磷在骨代谢中发挥着重要的作用，不仅是骨骼的重要组成成分，还参与细胞能量代谢和信号传导等多种生理过程。

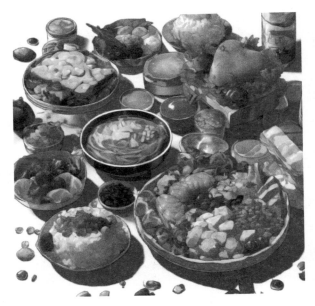

含磷量多的食物：瘦肉、动物内脏、蛋类、植物性食物等

 还有哪些微量元素在骨代谢中发挥作用？

（1）钾：骨骼的"稳定剂"。人体每个细胞都含有钾元素，骨骼也不例外。它的主要作用是维持酸碱平衡,参与能量代谢和神经肌肉的正常功能,这对于骨骼的生长和代谢是必不可少的。曾有研究报道,钾能够防止钙流失,使骨骼更硬朗。要想补钾,多吃香蕉、橙子、李子、葡萄干等水果,西红柿、土豆、菠菜、山药等蔬菜,以及紫菜、海带等海藻类食品是最安全有效的方法。特别是橙汁,里面含有丰富的钾,而且能补充水分和能量。钾补充剂最好不要轻易服用,因为它可能对心脏不利。

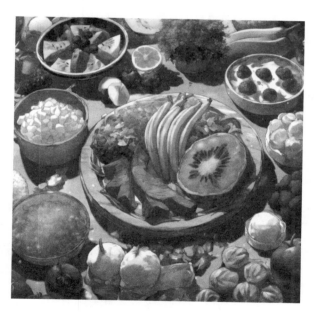

含钾量多的食物:各种水果、蔬菜以及海藻类产品

(2)镁:骨骼的"保卫者"。成人体内的镁含量为20～28克,其中60%存在于骨中,35%存在于骨骼肌中,镁是影响骨矿含量的重要元素。专家表示,在新骨的形成中,镁起到重要作用。骨

骼中镁的含量虽然少，可一旦缺乏，会让骨头变脆，更易断裂。长期缺镁，还会引发维生素 D 缺乏，影响骨骼健康。饮食中镁摄入量低的女性，骨骼密度也较低。人体对镁的需要量为每日 6～12 毫克，主要来自食物。紫菜、全麦食品、杏仁、花生和菠菜等都富含镁。每周吃 2～3 次花生，每次 5～8 粒就能满足一个人对镁的需求；多喝水也能促进镁的吸收。

（3）锌：锌主要参与多种酶的构成，对骨骼的发育有明显的影响。缺锌可使骨生长板的宽度变窄，导致长骨变短、增厚。正常成人体内含锌量为 2 克左右，主要在十二指肠吸收，经粪便排出，少量从尿与汗液排出。成人每日需要为 10～15 毫克，妇女妊娠期和哺乳期需要量增加，含锌较多的食物有豆类与肉类。

（4）硒：硒是多种酶的重要成分，可与钙、磷一起加速骨的矿化作用，对骨骼生长有一定影响。当硒缺乏时，可引起骨钙沉着不良、骨质软化等疾病。正常成人体内含硒量为 14～25 毫克，成人硒的日需要量为 40～240 毫克。食物中含有丰富的硒，富含硒的食品有海产品、肉类、蔬菜、果类等。

总之，各微量元素之间相互作用、相互制约，共同调控骨代谢。

7 **体内的各种激素是如何参与骨代谢的？**

（1）甲状旁腺素：甲状旁腺素由位于甲状腺上、下方的两对甲状旁腺合成和分泌,是促进骨吸收的主要激素。甲状旁腺素不直接作用于血清钙,而是通过调节骨、肾、肠三个器官上钙的转运过程。同时甲状旁腺素还在一定程度上影响磷的转运。

① 甲状旁腺素对骨的作用极为重要。甲状旁腺素能把已钙化骨组织中的钙盐由骨细胞吸收,还能使破骨细胞的活性和数量立即增加,因此可迅速出现骨细胞性骨质溶解和破骨细胞性骨质溶解。伴随这个过程,成骨细胞形成骨基质和促进骨钙化的作用也增强。这种骨的转换作用,使正常人体的旧骨不断被新骨更新。甲状旁腺素缺乏可导致骨转换速度减慢。但如果甲状旁腺素分泌轻度增多,则成骨细胞的骨质合成作用强于破骨细胞的骨质吸收作用,使骨量和骨密度增加。当甲状旁腺素分泌过多时,则骨吸收作用大于骨的形成,造成骨量减少,骨钙大量释出入血,血钙升高,导致骨质疏松。② 甲状旁腺素还能作用于肾小管而加强钙的重吸收,使钙的重吸收增加,尿钙丢失减少。③ 甲状旁腺素能使活性维生素 D 的合成和分泌增加,并间接促进肠道对钙的吸收,减少钙从尿液排出,提高血钙水平。

综上所述,甲状旁腺素的作用,无论是在骨骼、肾脏还是肠道,均能促进血钙的增加。因此,当甲状旁腺素长期分泌过多时,骨的吸收大于骨的形成,可造成骨质疏松。

(2)降钙素:降钙素几乎在人体所有组织中都可观察到,是降低血钙与血磷水平、抑制骨吸收、促进成骨的主要激素。降钙素在高血钙时分泌增加,低血钙时分泌减少。降钙素主要是抑制破骨细胞的活性和数量,同时调节成骨细胞的活性从而促进骨生成过程。降钙素是一种重要的钙调节激素,它作用于破骨细胞,抑制骨吸收,阻止骨盐溶解,骨钙的释放减少,同时它又从血浆中摄取钙,使骨的生成增加,血钙浓度降低。人体随着年龄的增长,促进骨吸收的甲状旁腺素增高,而抑制骨吸收的降钙素则下降,易患骨质疏松症。高血钙时,用降钙素可抑制骨钙释放而降低血钙。

因此,降钙素通过抑制骨吸收,减少骨钙从骨释出,但血钙仍继续进入骨骼,且钙的排出量增加,导致血钙降低。另外,低血钙又可刺激甲状旁腺素的分泌,使血钙升高。故降钙素对甲状旁腺素的骨吸收作用有很强的拮抗作用。这使其成为评价骨代谢的重要指标。

(3)雌激素:雌激素是主要的骨吸收抑制激素,既能直接抑制破骨细胞的活性与功能,又能刺激成骨细胞的活性,促进成骨细胞分化增殖,促使骨的形成。雌激素不仅能拮抗甲状旁腺素与肾上腺皮质激素对骨的吸收作用,又能刺激降钙素的合成与分泌,加速骨的生成。

当雌激素缺乏时,骨对甲状旁腺激素的敏感性增加,容易发生骨钙的丢失;降钙素合成减少,破骨细胞的活性不能受降钙素的抑制而激活,骨形成受阻。雌激素缺乏时,又能使肾上腺皮质激素活性增加,致使肠钙吸收减少,肾脏钙的重吸收下降,尿钙排出增加,可使钙进一步流失。

雌激素还能促进维生素 D 的活化与合成,以增加肠道中钙的吸收,减少钙的排泄。雌激素水平低下则可使大量的骨钙释放进入血液中,骨钙大量流失,骨的吸收加速,可导致骨质疏松。这也是导致绝经后女性骨质疏松症的重要原因。

(4)雄激素:雄激素男女体内均有存在,主要由睾丸分泌。肾上腺皮质、卵巢、胎盘也可以分泌少量雄激素。雄激素可以促进男性性征与生殖器官的发育,能促进蛋白质合成,使男性肌肉发达,间接促进骨的生长。绝经后的女性雌、雄激素产生明显减少,使骨量急剧下降;而随年龄的增长男性的雄激素较为缓慢地减少,故骨量的下降速度比女性要缓慢得多,一般男性在70岁以后才有可能出现骨质疏松症。

(5)生长激素:生长激素可以促进软骨细胞分裂、增殖,使骨不断增长。生长激素分泌过多,在幼年,长骨生长加速,表现为巨人症;在成人,则因骨的长度不能继续增长而使骨的横径不断增宽,表现为肢端肥大症。

生长激素过多,使活性维生素D合成减少,肠道钙吸收减少,尿液钙排出增多,血钙下降,又可使血磷增高,尿磷排出减少,使钙磷比例失调。生长激素还可导致血糖升高,使钙磷代谢进一步紊乱,从而影响骨代谢。低血钙又能刺激甲状旁腺激素分泌增加,致使骨吸收快于骨的形成。最终可发生骨质疏松症。

(6)皮质类固醇激素:肾上腺皮质激素是由肾上腺的皮质部所分泌的一种激素,属于类固醇化合物,皮质类固醇对骨代谢有较大的影响。

肾上腺皮质功能亢进,皮质类固醇分泌过多,或长期应用超生理剂量的皮质类固醇激素,如氢化可的松、泼尼松等,可使成骨细胞活性降低,骨形成受到抑制,造成负钙平衡。皮质类固醇激素可直接影响维生素 D 的活性,使肠钙吸收下降,血钙降低,又可抑制肾小管对钙的重吸收,使尿钙增加,血钙下降;而血钙的下降又反过来刺激甲状旁腺激素的分泌,使骨钙大量释放,骨吸收加速,导致骨质疏松症,而且此种情况常可发生病理性骨折。

(7)甲状腺素:甲状腺素由甲状腺分泌,能促进细胞代谢,增加氧的消耗,刺激组织生长、成熟与分化。

甲状腺功能亢进可导致甲状腺素分泌增多,骨代谢速度增快,细胞内钙、磷、镁离子更新也随之加快,破骨细胞的活性增强,骨中钙、磷释放增加,使骨的形成发生障碍。甲状腺素又有利尿的作用,可使血中钙、磷、镁浓度下降;反过来促使甲状旁腺激素的分泌,骨钙可因此大量释放而丢失,造成骨质疏松。大量的甲状腺素能抑制维生素 D 的活性,使肠对钙、磷的吸收下降,排泄加快。甲状腺素长期分泌过多,可抑制性腺功能,造成雌激素与雄激素分泌减少,进一步促使骨质疏松症的形成。

甲状腺素分泌不足,可导致钙、磷代谢紊乱,使骨的形成受阻,骨的吸收增强。膳食中碘缺乏,导致甲状腺素合成不足,可使骨发育代谢障碍,骨发育落后,软骨成骨障碍。以上均可引发骨质疏松症。

(8)胰岛素:胰岛素不影响骨吸收但可以显著地增加骨基质的合成和软骨的形成,调节正常骨骼的生长。此外,胰岛素为正常的骨矿化所必需,未治疗的糖尿病患者和实验动物会出现骨骼生长和矿化异常。

8 维生素是如何参与骨代谢的?

维生素可分为脂溶性维生素,如维生素 A、维生素 D、维生素 E、维生素 K 等;水溶性维生素,如维生素 B 族、维生素 C。维生素是骨代谢所必需的微量有机物。维生素缺乏时,会出现体内代谢紊乱,使正常生长受到影响,并发生特异性病变。骨的生长、发育除了受到活性维生素 D 的影响外,对骨代谢有影响的还有维生素 A、维生素 C 等。

(1) 维生素 D:是骨骼的"加油站"。活性维生素 D 的代谢产物有广泛的生理功能。它既能调节钙的代谢,又能改善肌肉强度。维持正常脑功能,调节胶原的生成,促进软骨蛋白的合成,以及对内分泌系统、免疫系统有调节作用。

维生素 D 的活性代谢产物对骨的调节作用是双向的,它可以直接刺激成骨细胞的活性,促进新骨的形成与骨的矿化,又与甲状旁腺激素协同,增加破骨细胞的活性,使钙从旧骨中游离出来,使骨钙不断更新,维持钙的平衡。

血钙的水平也对维生素 D 活性代谢产物起到调节作用,低血钙会导致活性维生素 D 生成增加。相反,高血钙则会抑制活性维生素 D 的生成。血钙对活性维生素 D 的调节是十分敏感的,即使是很小程度的血钙变化,也可导致活性维生素 D 生成的增加或减少。

补充维生素 D 最安全、有效、经济的方法是晒太阳。美国研究人员建议,天气晴朗时,每天正午前后 2 小时内,不擦防晒霜,暴露 40％以上的皮肤,晒太阳 5～15 分钟就足够。对于长年在室内办公的人来说,隔着玻璃照射阳光达不到补维生素 D 的效果,最好假期多进行户外运动。

成年人每天需要补充的维生素 D 在 400～800 IU/d(10～20 μg/d)之间,大于 50 岁推荐摄入量 600 IU/d(15 μg/d),大于 70 岁推荐摄入量 800 IU/d(20 μg/d)。脂肪含量高的海鱼、蛋黄、动物肝脏和奶油中维生素 D 含量相对较多。

(2) 维生素 A:是一种脂溶性维生素。维生素 A 的前体为胡萝卜素,存在于各种植物中,动物能将胡萝卜素在体内转化为维生素 A,然后贮藏于肝脏中,因此动物的肝脏中富含维生素 A,其中以鱼肝油含量最高。

维生素 A 在骨代谢中能保持骨形成与骨吸收的平衡,以维持骨的正常生长与改造。当维生素 A 缺乏时,这一平衡破坏。成骨过程增强,导致骨质的畸形生长。当维生素 A 过剩时,则破骨细胞活性增强,骨质吸收加快,骨质变得脆弱、易于折断,在儿童可见骨生长停滞。

(3) 维生素 C:是属于水溶性维生素的一种。由于人体本身不能自行合成,主要依靠食物得以补充,对人体的营养、生长与发育具有重要的意义。在新鲜蔬菜与水果中含有丰富的维生素 C。

维生素 C 对骨代谢有促进成骨细胞合成胶原纤维与骨基质的作用。维生素 C 缺乏,可影响胶原蛋白的合成,导致骨的生长迟缓,或可致使骨质变脆易发生骨折。维生素 C 主要从肠道吸收,贮存在肝脏与其他组织中,经尿、胆液与粪便排出。一般成人每日需要量为 20～30 毫克,妇女妊娠期或哺乳期需求量要增加至 60～80 毫克。

(4)维生素 K:是骨骼的"添加剂",就像食物需要一定的添加剂一样,骨头也需要添加剂——维生素 K 来激活骨骼中一种非常重要的蛋白质——骨钙素,从而提高骨骼的抗折断能力。哈佛大学研究表明,如果女性维生素 K 摄入较低,就会增加骨质疏松和股骨骨折的危险。荷兰研究人员发现,补充维生素 K 能促进儿童骨骼健康,减少关节炎的发生。膳食中,蔬菜叶片的绿颜色越深,维生素 K 的含量就越高。每天吃蔬菜 500 克,其中深绿叶蔬菜 300 克以上,就能有效预防维 K 不足。

长期服用抗生素的人,肠道菌群平衡可能被破坏,影响维生素 K 的合成,要特别注意多吃绿叶蔬菜。此外,维生素 K 是一种脂溶性维生素,补充时最好不要生吃蔬菜,而是加调味油炒熟。

(5)维生素 B_{12}:是骨骼的"清道夫"。维生素 B_{12} 是唯一含有矿物质磷的维生素,对维持骨骼硬度起着重要作用。它就像个"清道夫"一样,能清除血液中的高半胱氨酸,保护骨骼,防止因为高半胱氨酸过多导致的骨质疏松,甚至是髋骨骨折。

动物肝脏、贝类、瘦牛肉、全麦面包和低脂奶制品,都是富含维生素 B_{12} 的食品。不过,老人很难吸收维生素 B_{12},植物性食物(螺旋藻等藻类除外)中不含维生素 B_{12},所以 50 岁以上的人和素食者可适当服用维生素 B_{12} 补充剂,每天摄入的标准是 2.4 微克。

（6）维生素 E：又称生育酚，早年多用于防治先兆流产与习惯性流产。维生素 E 对骨代谢的作用主要在于其对雌激素的调节。适当补充维生素 E 可促使体内雌激素分泌增加；维生素 E 不足，可引起或促进衰老脱钙、骨质疏松等。

总之，维生素在食物中含量丰富，缺乏时应予以足量补充。

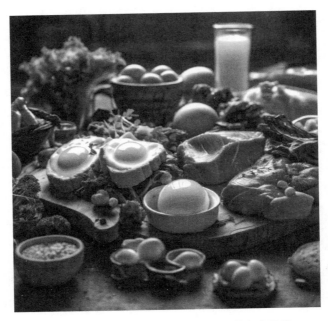

含维生素量多的食物：蛋类、瘦肉、蔬菜和水果等

第二篇
骨质疏松症基础知识

9 什么是骨质疏松症?

　　骨质疏松症是一种骨头变薄、变弱、容易骨折的全身性疾病,其特点是骨量减少和骨组织的微细结构破坏。如同果蔬脆,皮和肉的水分都减少,因此轻轻触动或不碰它都会裂开;又如树上的朽木,干枯老化,木内结构中空,轻微摇动或无任何外界刺激会自行产生裂缝或坠落于地。骨质疏松症患者常常因为跌倒或轻微的碰撞,甚至咳嗽后发生骨折,称为脆性骨折;发生脆性骨折的患

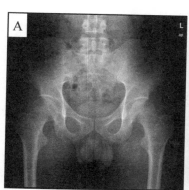
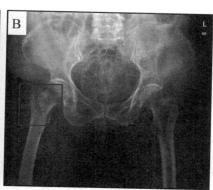

正常骨质和骨质疏松骨质对比

　　A. 30岁男性骨盆正位片,骨质致密(骨骼在X线中较白);B. 90岁女性,严重骨质疏松(骨骼在X线中较黑,密度不均),同时发生了右侧股骨粗隆间骨折(画框处)。

者出现再次骨折的风险很高。这个情况就像高楼用了劣质钢筋水泥，很容易塌陷。

10 骨质疏松症有哪几种类型？

骨质疏松症临床上分为原发性和继发性两大类型。

原发性骨质疏松症又称为退化性骨质疏松症，分为绝经后、老年性、特发性骨质疏松症。绝经后骨质疏松症一般发生在妇女绝经后 5～10 年内，大多数骨质疏松症患者属于此类；老年性骨质疏松症一般指女性 65 岁、男性 70 岁以后发生的骨质疏松；特发性骨质疏松症是指发生于青少年，原因尚不明确的骨质疏松症。可以看出，绝经后雌激素的急剧减少引起的骨质疏松症主要影响步入更年期的女性；而当她们 70 岁以后又因骨代谢改变会发生老年性骨质疏松症；男性多见的是老年性骨质疏松症。

继发性骨质疏松往往继发于其他疾病，如可以影响骨代谢的疾病（如甲亢、甲旁亢、库欣综合征、性腺功能减退、1 型糖尿病等）或药物（如糖皮质激素）所导致的骨质疏松症。

11 骨质疏松症的发病有何特点？

目前全世界约有 2 亿人患有骨质疏松症，其发病率已跃居常见病、多发病的第 7 位。在美国，骨质疏松性骨折发病人数已超过心肌梗死、脑卒中和乳腺癌的总和。有学者预测，到 2050 年全球髋部骨折者，将有一半以上发生在亚洲地区。根据 WHO 的诊断标准，我国 50 岁以上妇女骨质疏松症发病率为 1/3，80 岁以上妇女发病率为 2/3，中国有 4 000 万～8 000 万人患有骨质疏松症。

骨质疏松症的发病率在地理分布上有很大不同，在气候较冷的地区，骨质疏松症的发病率比气候暖和的地区高，城市居民比农村及山区居民高，高原地区比沿海地区高。此外，酗酒、嗜烟、长期过量饮用咖啡、节食挑食、营养不良，以及体格瘦小、劳动强度不足、体育锻炼少等因素，都会促使骨质疏松症的发病率增高。

12 导致骨质疏松症的主要原因有哪些?

主要原因分为个体内部因素和外部因素，包括年龄、性别、遗传、营养、伴发疾病等。

（1）年龄因素：随着年龄的逐渐增加，骨骼中钙的含量会逐渐下降，长期缺钙就会导致骨质疏松。

（2）性别因素：绝经后的女性体内激素的改变，会引起钙含量的逐渐减少从而导致骨质疏松。

（3）遗传与人种因素：父母有骨质疏松症、子女患病风险增高；骨质疏松症在白种人和亚裔女性中高发。

（4）内分泌因素：能导致骨质疏松的激素主要有 8 种，在这些激素中，性激素是起决定性作用的，尤其对绝经后妇女的影响更为明显。

（5）营养因素：钙、磷、镁、蛋白质、维生素及微量元素等与骨的代谢有着密切的关系。不良的生活方式，包括长期的低钙高蛋白饮食、饮用碳酸饮料和咖啡、饮食缺乏维生素 D 且缺乏阳光日晒及户外运动也是骨质疏松症的危险因素。

（6）运动因素：正常情况下，人体的骨骼在外力的负荷作用下，骨的生长加快使骨骼变得致密坚硬。而当这种外力的作用消失及机体长期处于静止状态时，骨骼所受到的刺激减少，就会导致骨质疏松，多见于肌肉瘫痪、骨折或骨病需要长期固定体位的人。老年人及脑力劳动者活动量减少，也容易导致骨的吸收大于骨的形成。

（7）疾病因素：一些全身性的疾病如甲状旁腺功能亢进、甲状腺功能亢进、糖尿病、肝肾疾病、类风湿性关节炎、免疫功能低下等，以及长期使用皮质激素及抗癫痫病药物，都会引起骨质疏松症的发生。

13 骨质疏松症是一个人从年轻到老的必然进程吗？

骨质疏松症并不是一个人从年轻到老的必然进程，但它是一个常见的与年龄相关的疾病。随着年龄的增长，骨骼自然会失去一些密度和强度,这是因为随着年龄的增长,骨骼重建的过程减慢,导致骨吸收速度超过骨形成速度。然而,这种自然的骨量减少并不总是导致骨质疏松症。骨质疏松症是骨骼变得异常脆弱和多孔的疾病,这使得骨折的风险显著增加,特别是在脊椎、髋部和手腕等部位。这种病症的发生受多种因素影响,包括遗传、饮食、生活方式、激素水平,以及长期使用某些药物。

30 岁以前基本不会发生骨质疏松,我们这里说的骨质疏松是指原发性的骨质疏松。所谓原发性的骨质疏松,就是没有特别原因的人体自然衰退的一种现象。另外还有一种情况是继发性骨质疏松,虽然年轻也可能导致骨质疏松,如甲状腺功能亢进、长期服用激素、长期大量饮酒。这些患者有可能在 30 岁以前就发生骨质疏松,所以更加要注意预防。一般人从 30 岁开始,身体的各个器官就会开始出现一系列退化,骨骼也不例外,女性发生得更快。因此,建议 30 岁就开始注重骨质疏松的预防,包括饮食、运动等。到了四五十岁再预防或处理,可能就已经晚了。

总之,通过健康的生活方式和适当的预防措施,可以显著降低骨质疏松症的风险,并保持骨骼的健康和强度。如果您担心骨质疏松症或其他健康问题,应咨询医疗专业人员。

14 骨质疏松症会造成哪些危害?

随着社会经济的发展,人均寿命延长,逐渐进入老龄化社会,骨质疏松症的罹患人群逐渐扩大。骨质疏松症及由此引发的骨折给患者本人、家庭和社会均造成严重的危害。

（1）直接危害：骨质疏松症患者极易发生骨折，严重骨质疏松症患者在受到轻微暴力时，例如摔跤、坐车颠簸，甚至咳嗽都有可能导致骨折。常见的骨折部位有胸腰部骨折、髋部骨折、手腕部骨折。骨折可导致疼痛、身高变矮、驼背，甚至残疾。

（2）间接危害：骨质疏松症患者的骨骼质量处于一种非常脆弱的状态，当发生骨折时处理起来是极为困难的，手术内固定难以牢靠固定，骨折愈合慢且强度差。老年患者骨折后的疼痛、活动受限可加重原有的心血管疾病、高血压等，长期卧床还可诱发肺炎、血栓、压疮、尿路结石等多种并发症，严重影响生活质量甚至危及生命。

15 女性骨质疏松症发病率是男性的 6～10 倍，为什么会有这么大的差别呢？

女性骨质疏松症的发病率高于男性，主要是由于以下几个生理和生活方式因素的影响：

（1）激素变化：女性在绝经后体内雌激素水平显著下降。雌激素对于保持骨骼密度至关重要，因为它有助于抑制骨质流失。雌激素水平的下降导致骨吸收速度加快，骨骼重建减慢，造成骨代谢的失衡，从而导致了骨质疏松。

（2）骨骼峰值质量：女性通常在青春期达到的骨骼峰值质量

低于男性。较低的峰值骨量意味着随着年龄增长,在应对自然的骨量减少时,女性比男性的骨骼储备更少。

(3)寿命更长:女性的平均寿命通常比男性长,这意味着她们的骨质流失时间更长。

(4)体型和体重:女性通常体型较小、体重较轻,较小的骨架和较轻的体重可能导致较低的骨密度。

(5)生育和哺乳:怀孕和哺乳期间,女性会将钙质转移给胎儿和婴儿,这可能会暂时降低母亲的骨密度。

(6)生活方式因素:饮食习惯、体育活动、吸烟和饮酒等生活方式因素也会影响骨密度。虽然这些因素会影响所有人,但结合上述生理因素,它们可能对女性的影响更大。

(7)遗传因素:某些遗传因素可能使女性更容易发展骨质疏松症。

为了应对这些风险,女性特别需要注意饮食中的钙和维生素D摄入;进行适当的体育活动,特别是负重和抗阻力训练;以及在更年期后考虑激素替代疗法或其他预防措施。定期进行骨密度检测对于早期诊断和治疗骨质疏松症至关重要。

16 老年人为什么容易得骨质疏松症?

随着年龄的增长,一般人在 35 岁时达到自己的骨量最高峰,也就是说这个时候人的骨骼最结实。从这时起,随着年龄的增加，机体内的多个器官功能呈逐渐减退的趋势，身体内的激素水平和代谢发生了变化。老年人主要表现有性腺功能减退，分泌的雌、雄性激素减少或消失，使骨质形成减少，骨吸收加快。同时，老年人的消化功能随增龄而逐渐老化，食量减少，吸收功能差，形成骨基质的一些物质如蛋白质、钙、磷、维生素 D 和维生素 C 的供应不足，使体内蛋白质和脂肪的合成减少，直接影响了骨的合成。

老年人的运动功能也随年龄的增加而减退，活动量减少，骨骼缺乏必要的机械刺激的应力作用，使骨骼的生成受到抑制，骨吸收增加。户外活动不足，日照量不够，使维生素 D 生成减少，直接影响了骨的生成。此外，老年人同时患有其他慢性疾病，加重了机体的负担，使代谢功能受到影响。

以上一种或多种原因的综合影响，使老年人更易患骨质疏松症。

孕产期和哺乳期女性骨量为何会减少？

在孕产、哺乳期，母体除维持自身营养平衡外，还要满足胎儿生长发育的需要。从妊娠第 4 个月开始胎儿生长需要的钙增多，到妊娠末期及分娩期孕妇骨钙将丢失 8％～10％，我们称这种状况为妊娠性骨质疏松症。此后在一年哺乳期内，如钙的补充不足，也要丢失 7％～10％的骨钙，我们称此为授乳性骨质疏松症。

有资料表明,75％的妇女钙摄入量低于标准量。我国规定每日每人钙的摄入量为 800 毫克,而我国人均每日钙摄入量仅为规定的一半。

孕产期和哺乳期妇女骨量减少的常见原因如下:

(1) 维生素 D_3 摄入不足和吸收不良:体内维生素 D_3 的 80％来源于皮肤。皮肤需要通过日光照射才能生成有活性的维生素 D_3。妊娠期由于胎儿生长发育的需要,孕妇经常处于维生素 D_3 缺乏状态,且随孕期的增长而更加缺乏。由于妊娠子宫增大,挤压肝脏,影响肝内循环,使肝功能受到影响,导致活性的维生素 D_3 生成减少。我国的饮食结构以蔬菜、米面为主,且北方地区冬季长、日照时间短、气候寒冷、户外活动少,这些都直接影响皮肤中维生素 D_3 的合成。

(2) 钙的摄入不足、吸收不良和排泄增加:妊娠期由于对钙生理需要量成倍地增加,供不应求更为突出。该期孕妇除了承担自身对钙的日益增长的需要外,还要为胎儿骨骼的形成提供 23～30 克钙,使得孕妇摄入相对不足。常见的影响钙吸收的因素包括:严重的维生素 D_3 摄入不足,胃酸缺乏,使钙的溶解度下降;饮食中含磷、锌、维生素 A 过高及长期应用肝素、皮质激素等均可减少钙吸收。高蛋白、高盐饮食、咖啡因等也会促进钙的排出。哺乳期人乳每升含钙约 320 毫克,如每日泌乳 750 毫升,相当于每日乳汁中含钙 240 毫克,因此孕妇和乳母钙的需要量应比同龄妇女每日增加 300 毫克以上。

(3) 妊娠暂时性骨质疏松症:被认为是孕期体内生化及内分

泌的改变在发病中起一定作用；也被认为是妊娠晚期胎头入盆后压迫闭孔神经，机械性压迫导致局部神经营养障碍，故该病多发生于妊娠晚期，经常累及一侧或双侧髋关节。

18 女性和男性的骨质疏松症有什么不同？

主要有以下几点区别：

（1）骨折发病率：女性骨质疏松症患者，骨折多发生在 45 岁以后，以腕关节桡骨骨折为主；男性髋部骨折出现较女性晚 5～10 年。男性椎体骨折发病率大致是女性的一半，女性中该骨折在绝经后突然增多，男性则表现为 75 岁以后发病率突然上升。

（2）骨量和骨丢失：男性骨量虽超过女性，但无论是脊柱还是四肢骨骼的最高骨密度均与女性相仿，所以男女骨含量的差别主要在于骨骼大小和厚度。男性皮质骨骨量丢失虽不如女性明显，但男性和女性松质骨丢失速度相差不多。女性骨丢失以骨吸收增强为主，男性以骨形成减少为主。

（3）发病机制：在原发性骨质疏松症中，女性骨质疏松症主要与女性绝经后雌激素水平降低有关；而雄性激素水平的下降是导致男性骨质疏松症的重要病因。在继发性骨质疏松症中，男性性腺功能减退较为常见，女性糖皮质激素过量多见。

19 骨质疏松症会遗传吗？

众所周知，骨质疏松症与饮食、光照、运动和生活习惯等环境因素有关，其是否与遗传因素有关呢？事实上，骨质疏松症确实有遗传倾向。虽然骨质疏松症不是由单一基因直接引起的，但多个基因可能涉及影响骨密度和骨骼健康的遗传因素。家族史是骨质疏松症风险评估中的一个重要因素，如果一个人的父母或兄弟姐妹有骨质疏松症或骨折史，那么这个人患骨质疏松症的风险可能会增加。

越来越多的家系及双胞胎研究表明，骨质疏松症有强烈的家族倾向性，有骨质疏松症家族史的妇女患骨质疏松症的概率明显高于无骨质疏松症家族史的妇女，而且发病年龄早、病情重。此外，如果双胞胎之一患有骨质疏松症，往往另一个也患有本病。种种研究证据表明骨质疏松症的发生不仅与环境因素相关，也与遗传因素密切关联。影响骨质疏松症的遗传因素主要包括：

（1）骨骼峰值质量：个体在青春期达到的最大骨量部分由遗传决定，较高的骨骼峰值质量可以在一生中提供更多的骨量储备。

（2）骨骼代谢：影响骨骼形成和骨吸收过程的基因可以影响个体对骨质疏松症的易感性。

（3）体型和骨骼大小：遗传也会影响个体的体型和骨骼结构，这可能会影响骨密度和骨骼强度。

（4）激素水平：影响激素（如雌激素和睾酮）生成和调节的基因可能会影响骨密度。

（5）钙和其他矿物质的吸收和利用：影响钙和其他对骨骼健康至关重要的矿物质吸收的基因可能会影响骨质疏松症的风险。

尽管存在遗传因素，但环境因素和生活方式选择（如饮食、锻炼、吸烟和饮酒习惯）也在骨质疏松症的发展中扮演重要角色。因此，即使有家族史，通过采取健康的生活方式和预防措施，仍然可以显著降低患病风险。

20 很多女性会节食减肥，减肥跟女性骨质疏松症之间有什么关系呢？

节食减肥与女性骨质疏松症之间存在一定的关系，特别是当减肥方式不健康时。以下是节食减肥可能影响女性骨质健康的几种方式：

（1）营养摄入不足：为了减肥，一些女性可能会限制热量摄入到极端水平，这可能导致营养素摄入不足，尤其是对骨骼健康至关重要的钙和维生素D。长期的营养不良可能导致骨密度下降和骨质疏松症的风险增加。

（2）月经不规律或停经：严格的节食和过度减肥可能会导致女性的月经周期受到干扰，甚至出现停经（无月经）。月经不规律或停经与雌激素水平下降有关，而雌激素对于维持骨密度非常重要。低雌激素水平会加速骨质流失，增加骨折风险。

（3）肌肉质量减少：过度减肥可能会导致肌肉质量减少，而肌肉对于保持骨骼健康和骨密度至关重要。肌肉的力量和活动有助于刺激骨骼的生长和维持。

（4）身体活动减少：有些人在节食时可能会减少体育活动，这可能会减弱骨骼的刺激，导致骨密度下降。

（5）饮食失衡：在某些极端节食或特定饮食计划中，可能会忽视均衡摄入各种营养素，这可能会对骨骼健康产生负面影响。

（6）体重过低：体重过低可以是骨质疏松症的独立风险因素，因为缺乏足够的体重可能会减少对骨骼的机械负载，从而减少骨骼重建的刺激。

因此，对于希望减肥的女性来说，采取健康、平衡的减肥方法至关重要，以确保身体获得必需的营养素，同时保持适当的体育活动。在减肥计划中包括富含钙和维生素 D 的食物，以及进行负重和抗阻力训练，可以帮助维护骨骼健康。如果有任何健康疑虑，应该咨询医疗专业人员或营养师。

21 饮酒会引起骨质疏松吗?

酒的主要成分是乙醇，是一种对人体各个组织细胞都有损害作用的物质。每个人对酒的吸收耐受性都不一样，女性对乙醇的吸收比男性要高出 1 倍，尤其是经期及妊娠期更容易吸收，使血

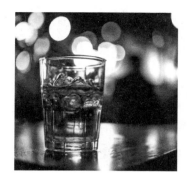

酒制品

液中的乙醇浓度增高。长期过量饮酒不但可以引起心脏及消化道的功能改变，使机体代谢发生紊乱，从而诱发心律失常、高血压、脑血管意外等，而且可以导致骨质疏松症的发生。

乙醇对骨骼有直接的影响，表现在对成骨细胞的毒性反应。乙醇还可以造成维生素 D 的代谢紊乱，使机体对钙的利用减少。乙醇还是一种性腺毒素，过量或长期嗜酒，可使性腺功能减退；女性还可引起月经不调、停止排卵、无性欲等。男女性激素分泌的减少，使骨量的丢失增加，骨的生成减少。

嗜酒还会影响食欲，嗜酒者往往偏食，造成食物中缺钙，蛋白质和脂肪的比例失调，维生素摄入减少。大量饮酒会造成肝脏中的肝细胞受到损害，产生酒精性肝中毒，影响肝脏功能的发挥。一方面使消化功能减退，蛋白质吸收不足，脂肪的代谢发生障碍；另一方面使维生素 D_3 的生成减少，从而影响肠道对钙、磷的吸收和利用。由于蛋白质及钙、磷的吸收减少，骨的生成受到抑制，而骨质的丢失却在增加，加上正常随年龄增长而丢失的骨质含量，从而使酗酒的人更易患上骨疏松症。老年人由于饮酒后步态不稳而跌倒，还易引起骨折与创伤。

22 过量饮用咖啡会引起骨质疏松吗？

饮用咖啡能使人精神兴奋,减轻疲劳,并能补充脂肪、蛋白质、碳水化合物、矿物质及多种维生素,可增加食欲,促进消化。但经常喝咖啡又不注意平时补钙者常可发生骨质疏松症。这是因为咖啡的主要成分是咖啡因,摄入的咖啡因过多可影响肠道对钙的吸收,并可导致尿钙的排出增加,血钙的降低可继发性地引起甲状旁腺功能亢进,使骨吸收大于骨形成,久而久之则可出现骨质疏松症。

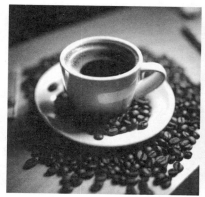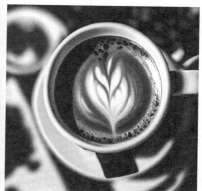

咖啡

咖啡因可能影响骨质健康的几种方式:

（1）钙流失:咖啡因可能会通过尿液增加钙的排泄。钙是构成骨骼的关键矿物质,如果体内钙的流失超过摄入量,可能会导致骨质流失。

（2）吸收抑制：咖啡因可能会干扰身体对钙的吸收，尤其是过量咖啡饮用时不配合钙的摄入。

（3）激素平衡：过量的咖啡因可能会影响内分泌系统，包括与骨骼健康相关的激素水平。

（4）饮食平衡：高咖啡因摄入可能与其他不健康的饮食习惯有关，如摄入较少的牛奶和其他富含钙的食物。

然而，这些效应通常与过量摄入咖啡因相关（每日多于 3～4 杯咖啡）。适量饮用咖啡（每日 1～2 杯）通常被认为对健康无害，甚至可能有一些益处。重要的是要确保咖啡的摄入不会取代其他健康饮食的一部分，如足够的水分和富含钙的食物。

基于咖啡对骨质健康的影响，可以考虑以下建议：① 限制每日咖啡因摄入量；确保摄入足够的钙，无论是通过食物还是补充剂；② 保证充足的维生素 D 摄入，以帮助钙的吸收；③ 保持适当的体育活动，特别是进行负重和肌力训练。

总之，如果有任何关于咖啡因摄入和骨质健康的疑问，应咨询医疗专业人员或营养师。

23 吸烟与骨质疏松有关吗？

吸烟与骨质疏松症有关。研究表明，吸烟是骨质疏松症的一个重要风险因素。吸烟对人体的健康有很多危害。烟草中含有数百种复杂的化合物，大部分对人体有害，其中焦油、尼古丁、醛类、酚类、醇类、酸类等 40 余种是有毒和致癌物质,而以尼古丁的含量最大、毒性最大。吸烟可以引起呼吸、循环、消化等系统的疾病,长期吸烟也是引起骨质疏松症的一个诱因。吸烟对骨骼健康的负面影响如下:

(1)降低骨密度:吸烟者通常比非吸烟者有更低的骨密度,这增加了骨折的风险。

(2)影响钙吸收:吸烟可能干扰身体对钙的吸收,而钙是维持骨骼强度和健康的关键矿物质。

(3)减少雌激素水平:吸烟可以加速体内雌激素的分解,而雌激素对于保持骨骼密度至关重要。这对女性尤其重要,因为她们在绝经后雌激素水平自然下降,骨质流失速度加快。

(4)影响骨骼新陈代谢:烟草中的有害化学物质可能会干扰骨细胞的正常功能,影响骨骼的形成和修复。

(5)血液循环问题:吸烟会导致血液循环问题,减少流向骨骼的血液量,这可能影响骨骼的健康和修复。

(6)愈合缓慢:吸烟者的骨折愈合时间可能比非吸烟者更长。

(7)增加骨折风险:因为上述几个原因,吸烟者的骨折风险更高,特别是髋部和脊椎骨折。

戒烟可以显著降低骨质疏松症和骨折的风险。即使在中老年人中,停止吸烟也可以减缓骨质流失的速度,并可能改善骨密度。因此,对于那些关心骨骼健康的人来说,戒烟是一个重要的预防措施。如果需要帮助戒烟,可以寻求医疗专业人员的建议和支持。

24 如何饮茶才能避免骨质疏松？

茶叶中含有咖啡因、茶碱、蛋白质、氨基酸、维生素、微量元素等许多物质，具有温和兴奋中枢神经系统、强心及利尿作用，是一种理想饮料，故适当饮茶对人体健康十分有益。但是饮茶也要有合理性，特别是老年人，不适当的饮茶会引起一些不良的后果。大量饮茶或饮浓茶，茶叶中的咖啡因会使尿钙排出增多，体内钙减少。茶叶的成分还会与食物中的钙、蛋白质及其他营养成分大量凝集而沉淀，使胃肠难以消化吸收。这样钙、磷等矿物质、蛋白质、维生素的利用程度将减少，骨盐及骨基质形成障碍，正常的骨代谢将受到影响，骨吸收大于骨形成，日久可发生骨质疏松症。

但是，饮茶影响骨质健康也主要取决于饮用的茶叶类型和量。一些研究表明，适量饮用某些类型的茶（如绿茶、乌龙茶）可能与更好的骨密度有关，而其他研究则提示过量摄入含有咖啡因的茶可能对骨骼健康产生不利影响。为了避免发生骨质疏松症，可以考虑以下建议：

（1）适量饮用：避免过量饮用含咖啡因的茶，因为咖啡因过多可能会影响钙的吸收和利用。

（2）钙的摄入：确保通过饮食或补充剂摄入足够的钙，以帮助维持骨骼健康。

（3）饮用时间：避免在餐后立即饮茶，因为茶叶中的鞣酸可能会与食物中的钙结合，影响钙的吸收。

（4）选择茶叶：选择低咖啡因或无咖啡因的茶叶，如白茶或草本茶，或者选择绿茶和乌龙茶，这些茶叶中的抗氧化剂可能有助于骨骼健康。

（5）适度锻炼：结合适度的体育活动，如负重锻炼和肌力训练，有助于增强骨骼。

（6）维生素 D：确保足够的维生素 D 摄入，以促进钙的吸收和骨骼健康。

（7）平衡饮食：维持平衡饮食，确保摄入足够的营养素，如蛋白质、镁、钾和维生素 K，这些都是维持骨骼健康所必需的。

（8）定期检查：进行定期的骨密度检查，特别是对于有骨质疏松症风险的人群，如绝经后妇女和老年男性。

（9）专业建议：如果有任何关于饮茶与骨质健康的疑问，应咨询医疗专业人员或营养师。

总之，适量饮茶，特别是选择对骨骼健康有益的茶叶类型，遵循合理的饮茶原则：清淡为好，适量为宜；睡前不饮，饭后少饮；即泡即饮，服药不饮。只要能坚持正确、适宜的饮茶方法，则既能享受饮茶带给您的惬意感受，又不会有患骨质疏松症之忧。

25 糖尿病患者为何更易得骨质疏松症？

糖尿病性骨质疏松症的发生，除与性别、年龄、种族、人群活动状态、饮食习惯、营养状况、体重、居住条件等因素有关外，还与

多种激素、矿物质及微量元素代谢有关,涉及糖尿病对身体的多个系统和代谢过程的影响。主要因素如下:

(1)胰岛素作用:胰岛素在骨骼的形成和维护中扮演着重要角色。在 1 型糖尿病中,胰岛素的缺乏可能导致骨形成减少。而 2 型糖尿病患者虽然胰岛素水平可能正常或较高,但胰岛素抵抗可能会影响胰岛素对骨骼的正常作用。

(2)高血糖:长期的高血糖可以导致糖化代谢物的积累,这些物质可以损害骨胶原并降低骨的质量和强度。

(3)炎症:糖尿病患者常常伴有慢性炎症状态,这可能干扰骨骼代谢和修复。

(4)钙和维生素 D 代谢:糖尿病可能影响肠道对钙和维生素 D 的吸收,这两者都是维持骨骼健康必不可少的。

(5)激素水平变化:糖尿病可能影响激素水平,如性激素水平的下降,这可能会加速骨质流失。

(6)骨细胞功能:糖尿病可能直接影响骨细胞的功能,包括破骨细胞(负责骨吸收)和成骨细胞(负责骨形成)。

(7)药物影响:用于治疗糖尿病的某些药物可能对骨骼健康产生不利影响。

(8)生活方式因素:糖尿病患者可能因为并发症或疾病管理而减少身体活动,导致骨量下降。

(9)微循环障碍:糖尿病患者的微血管病变可能影响骨骼血流,进而影响骨骼的营养和健康。

因此,糖尿病患者在管理血糖的同时,也应该注意骨质健康,通过适当的饮食、锻炼、药物治疗和定期监测骨密度来预防骨质疏松症。如果您是糖尿病患者并且关心自己的骨骼健康，应咨询医生以获得个性化的建议和治疗方案。

26 骨质疏松是否会影响牙齿健康？

骨质疏松症可能会影响牙齿健康。骨质疏松症是一种骨骼疾病，其特点是骨骼密度降低，骨质变薄，骨骼变得脆弱易碎。这种疾病不仅影响到全身的骨骼，也可能对口腔健康产生影响。

因为牙齿是长在骨头上，如果骨质疏松症很严重，牙齿可能松动，严重的可能还会出现脱落现象。牙齿也会有疏松的表现，基本上跟骨质疏松症的发生基础是一致的，治疗也应该按照骨质疏松症的治疗来进行。此外，牙槽骨的减少也可能导致牙齿排列不齐或者牙齿咬合不良。因此，骨质疏松症对牙齿的健康和稳固性可能会产生负面影响。

因此，对于患有骨质疏松症的患者，特别是女性更年期后容易患上骨质疏松症，需要特别关注口腔健康，定期进行口腔检查，并采取保护牙齿和牙周组织的措施，以预防牙齿问题的发生。

第三篇
骨质疏松症的临床表现

27 骨质疏松症最常见的症状是什么？

所谓症状是指患者对某疾病感到的异常或不适感觉。骨质疏松症患者会出现以下三种主要症状：

（1）骨痛：腰酸背痛或者全身骨痛。疼痛通常在翻身起坐及长时间行走后出现。

（2）脊柱变形：可出现身高变矮或驼背，导致胸廓畸形及影响心肺功能。

（3）骨折：骨质疏松症最严重的后果是骨折。常见部位包括髋部、胸腰椎、桡骨远端、肱骨近端及踝部。常常为轻微碰撞、跌倒，或者在完全不知道的情况下发生，如用力咳嗽、大笑都可能导致骨折。此时会出现明显的剧烈骨痛及肢体活动受限制。

另外，有些患者可能完全没有疼痛或者其他症状，骨折后或者检查骨密度才发现。

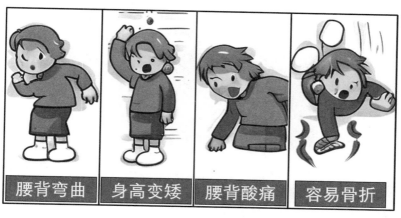

腰背弯曲　身高变矮　腰背酸痛　容易骨折

骨质疏松症导致的主要症状

28 大家对骨质疏松症的临床表现认识存在哪些误区？

骨质疏松症是一种骨骼疾病，其特征是骨密度降低，骨组织结构破坏，导致骨骼变得脆弱且易于骨折。然而，关于骨质疏松症的临床表现，存在一些常见的误区：

（1）无症状就意味着没有骨质疏松症。骨质疏松症在早期往往没有明显症状，很多人在未经检查的情况下可能并不知道自己已经患有骨质疏松症。通常只有在发生骨折，尤其是在轻微外伤或日常活动中发生的骨折（如脊椎压缩骨折）时，才会被诊断出来。

（2）只有老年妇女才会得骨质疏松症。虽然绝经后的妇女是骨质疏松症的高风险群体，但这种疾病也会影响男性和年轻人,大家应该关注骨骼健康。

(3)骨质疏松症是正常衰老的一部分,无法预防或治疗。虽然随着年龄的增长,骨密度的下降是正常的,但骨质疏松症并不是衰老的必然结果。通过适当的生活方式改变、营养补充和药物治疗,可以预防和治疗骨质疏松症。

(4)骨折的愈合意味着骨质疏松症治愈了。骨折的愈合并不意味着骨质疏松症已经治愈。骨质疏松症是一种慢性疾病,需要长期管理和治疗,即使骨折愈合,患者仍需继续接受治疗和监测,以防止未来的骨折。

(5)只需补钙就可以预防骨质疏松症。钙是维持骨骼健康的重要矿物质,但仅仅补充钙是不够的。维生素 D 的充足摄入也是必要的,因为它有助于钙的吸收。此外,适量的运动、戒烟、限酒等生活方式的改变也对预防骨质疏松症至关重要。

(6)一旦被诊断为骨质疏松症,就不能进行体育活动。虽然需要避免可能导致骨折的高风险活动,但适当的体育活动实际上对于骨骼健康是有益的,尤其是负重运动和抗阻力训练,它们可以帮助增强骨骼和肌肉。

正确了解骨质疏松症的临床表现和相关知识是预防和治疗这种疾病的关键。如果有疑问或担忧,应咨询医疗专业人员进行评估和建议。

29 骨质疏松症患者检查身体会发现哪些异常体征？

所谓体征是指客观检查到的某种疾患的病态表现。骨质疏松症在临床检查中，可能会发现以下异常体征：

（1）身高缩短：由于脊椎骨折或椎体压缩，患者的身高可能会逐渐下降。

（2）驼背：多个脊椎压缩骨折可能导致脊柱前凸，形成所谓的"驼背"。

（3）脊椎畸形：脊椎的骨折或塌陷可以在体格检查中被观察到，尤其是在侧面观察时。

（4）骨折：在轻微的外伤或无明显外伤的情况下发生的骨折，特别是在腕部、髋部和脊椎，可能是骨质疏松症的体征。

（5）限制性活动：由于疼痛或骨折，患者的活动范围可能受到限制。

（6）疼痛：尤其是背痛，可能是由于脊椎骨折或椎体塌陷引起的。

（7）身体姿态改变：由于脊椎的骨折和压缩，患者的整体姿态可能会发生改变。

（8）腰围减小：脊椎压缩可能导致腰围的减小。

（9）关节受限：在某些情况下，骨质疏松症可能会影响关节的正常运动。

（10）骨质疏松症的特定体位：例如，患者可能发展出一种防止疼痛的特定体位。

需要注意的是，骨质疏松症在早期可能没有明显的体征，因此通过体检难以早期发现。如果怀疑患有骨质疏松症，应进行相应的影像学检查和实验室检测。

30 骨质疏松症的骨痛有什么特点？

骨痛是骨质疏松症最为常见的症状之一，发生率高达 80％，最常见的部位是腰背部、髋部及双下肢。患者由安静状态转变为活动时，往往会出现明显的疼痛，长时间坐立、行走骨痛会加重，卧床及夜间休息时疼痛减轻。疼痛的性质有酸痛、胀痛、持续隐痛等，轻重程度不等，多伴有肢体乏力、部分肌肉及关节疼痛，腰背部、髋部等骨痛部位常有明显的压痛、叩击痛或挤压痛。

骨质疏松症导致的骨痛通常与骨折有关，特别是在脊椎发生微小压缩骨折时。这种疼痛的特点可能包括：

（1）定位性疼痛：疼痛通常集中在骨折发生的部位，尤其是脊椎骨折时的背痛。

（2）突然发作：脊椎骨折可能导致突然发作的剧烈疼痛，尤其是在进行某个动作（如弯腰、抬重物）后。

（3）慢性疼痛：随着时间的推移，如果骨折没有得到适当的治疗，疼痛可能变成慢性的，并且伴随持续的不适感。

（4）活动相关疼痛：某些活动或体位可能加重疼痛，而休息时疼痛可能会减轻。

（5）夜间疼痛：在某些情况下，骨痛可能在夜间加剧，影响患者的睡眠。

（6）非特异性疼痛：骨质疏松症相关的疼痛可能不易被明确诊断，因为它可能与其他类型的背痛相混淆。

（7）没有明显的外伤史：与其他类型的骨折不同，骨质疏松症相关的骨折可能在没有明显外伤的情况下发生。

（8）可导致功能障碍：疼痛可能限制患者的活动，导致日常功能障碍。

（9）慢性疼痛可能导致姿势改变：为了减轻疼痛，患者可能会不自觉地改变姿势，长此以往可能导致身体畸形。

值得注意的是，骨质疏松症本身在早期可能不会引起疼痛，因为它是一个没有症状的骨代谢疾病。通常，除非发生骨折或其他并发症，否则患者可能不会感到疼痛。因此，定期进行骨密度检查以及采取预防措施以避免骨折是非常重要的。如果出现疼痛或其他症状，应该及时就医进行评估和治疗。

31 骨质疏松症患者为什么会骨痛？怎样判断严重程度？

众所周知，骨折时会有骨痛，当骨组织损伤、磨损、有微骨折时，也会出现骨痛，由于承担重量的骨骼较非承重骨骼骨代谢活跃，磨损机会多，因此绝经后承重骨的骨量丢失最明显，骨痛也最常见,如腰背部、髋部、膝部等。

按严重程度,骨质疏松性骨痛可大致分为以下 4 级:

0 级:无骨痛。

1 级:意识到不适,工作及日常生活不受影响。

2 级:明显骨骼疼痛,但可以忍受,工作及日常生活尚可以完成。

3 级:疼痛无法忍受或不能完成日常工作,生活不能自理。

32 骨质疏松症患者为什么会出现变矮、驼背?

当骨骼的强度和密度下降到一个临界点时,即使在没有显著外力的情况下,也容易发生骨折。骨质疏松症导致患者变矮和驼背的主要原因是脊椎压缩骨折。以下是这些症状出现的具体原因:

(1)脊椎压缩骨折:骨质疏松症常常导致脊椎的椎体发生压缩性骨折。这些骨折会使椎体变得扁平,特别是椎体前部,从而导致脊椎变短、身高下降。

(2)姿势改变:随着脊椎椎体的压缩,脊椎的自然曲度可能发生改变,尤其是胸椎区域。这可能导致身体前倾,形成所谓的"驼背"。

(3)肌肉力量减退:随着年龄增长,肌肉力量可能减退,导致支撑脊椎和维持良好姿势的肌肉无法有效工作,这也可能加剧驼背的形成。

（4）疼痛和避痛姿势：骨质疏松症患者可能因为疼痛而采取某种姿势来减轻不适，这种长期的避痛姿势可能导致身体结构的改变。

（5）多发性骨折：如果患者有多个脊椎椎体发生压缩骨折，这种情况会进一步加剧身高的降低和姿势的变化。

这些改变不仅影响患者的外观和身高，还可能导致胸腔容积减少，影响呼吸功能，以及增加脊椎进一步受伤的风险。因此，对于骨质疏松症的预防和治疗是非常重要的。

33 老年人牙齿松动脱落是骨质疏松症的表现吗？

老年人牙齿松动脱落的主要原因是牙槽骨的骨质疏松。牙槽骨骨质疏松和全身骨质疏松也有关系，全身骨质疏松者通常也伴有牙槽骨骨质疏松，而且全身骨质疏松越严重，牙槽骨的骨质疏松也就越严重。随年龄增加，下颌骨的骨密度也越来越低。因此全身骨质疏松者应注意下颌骨的骨质疏松。可以通过 X 线片来诊断牙槽骨是否骨质疏松。需注意，老年人牙齿松动和脱落可能有多种原因，不一定直接与骨质疏松症有关。牙齿的稳固依赖于牙周组织的健康，包括牙龈、牙槽骨和牙周韧带。以下是一些导致牙齿松动和脱落的常见原因：

（1）牙周病：这是老年人牙齿松动和脱落最常见的原因。牙周病是由细菌感染引起的炎症性疾病,可以导致牙龈退缩、牙槽骨损失,最终导致牙齿松动和脱落。

(2)口腔卫生不良:不良的口腔卫生习惯可能导致牙菌斑和牙石的积累,增加牙周病的风险。

(3)慢性疾病:糖尿病等慢性疾病可能会影响身体的免疫系统和炎症反应,从而增加牙周病的风险。

(4)药物副作用:某些药物可能导致口干症,减少唾液流量,唾液对于清洁口腔和中和细菌非常重要。此外,某些药物也可能影响牙齿和牙槽骨的健康。

(5)营养不良:缺乏足够的钙、维生素 D 和其他重要营养素可能影响牙齿和牙槽骨的健康。

虽然骨质疏松症主要影响全身骨骼的密度和强度,但它也可能影响到牙槽骨,这是支撑牙齿的骨骼。如果牙槽骨因骨质疏松而变得脆弱,可能会间接导致牙齿松动。然而,牙齿松动通常首先与牙周病和其他口腔健康问题相关联。如果出现牙齿松动或脱落,应咨询牙科医生进行专业评估,以确定具体原因并制定相应的治疗计划。如果患者同时患有骨质疏松症,也应与医生讨论可能的关联和治疗方式。

34 绝经后骨质疏松症有哪些临床表现?

绝经后骨质疏松症是一种常见的骨骼疾病,特别影响绝经后妇女,因为雌激素水平的下降加速了骨质流失。骨质疏松症的临床表现可能不明显,直到发生骨折时才被发现。然而,一些患者可能会经历以下症状:

(1)骨折:最明显的临床表现是容易发生骨折,尤其是在脊椎、髋部和手腕等部位。这些骨折可能由轻微的跌倒或正常活动引起。另外,骨盆、肋骨也都是骨质疏松症的好发部位。不同部位的骨折可以表现为不同的临床表现,主要是出现相应部位的疼痛、畸形及活动障碍。

(2)身高减少:随着时间的推移,脊椎骨折可能导致身高减少。

(3)姿势改变:脊椎压缩骨折可能导致背部弯曲,形成所谓的弓腰驼背或驼背姿势。

(4)背痛:由脊椎骨折或椎体塌陷引起的疼痛可能是持续的或间歇性的。

(5)减少活动能力:骨折和疼痛可能限制活动能力,影响生活质量。

(6)牙齿问题:骨质疏松症可能影响牙槽骨,导致牙齿松动或脱落。

(7)骨质疏松症性关节炎:在某些情况下,关节周围骨质疏松可能导致关节炎。

由于骨质疏松症可能无症状,因此推荐绝经后妇女进行定期骨密度检测,以评估骨质疏松的风险。如果诊断为骨质疏松症,医生可能会建议采取预防措施和治疗方法,包括补充钙和维生素D、进行适当的体育锻炼、戒烟和限制饮酒,以及可能的药物治疗。

35 老年性骨质疏松症有哪些临床表现？

老年性骨质疏松症是由于年龄的增长而引起的，主要发生在 70 岁以上的人群，表现为身体缩短变矮、驼背、骨折等。

（1）疼痛：发生疾病以后，可能会因为骨吸收增加，骨量丢失过多，骨质下降，在活动时出现疼痛。也可能会因为钙质流失出现低血钙症状，使肌肉组织受到刺激出现疼痛，表现为全身多处疼痛，比较常发生于负重骨的部位，如脊柱、大腿骨等。

（2）脊柱变形：随着骨量逐渐流失，通常会导致骨骼强度明显下降，此时可能会因为反复受力，导致细微骨骼引起脊柱变形、压缩，表现为身材缩短，同时也可能会导致胸腔容积减少，出现便秘、腹疝、腹胀、食欲减低等情况。

（3）骨折：如果发展为重度老年骨质疏松症，可能会因为骨骼脆性增加，导致在轻度外伤或者日常活动后出现脆性骨折，常发于腰椎、胸椎、髋部、腕部等。

此外，也可能会引起心肺功能异常、压疮等。如果病情比较严重，需要及时就医，建议积极治疗，以帮助改善病情。

36 类风湿性关节炎引起的骨质疏松症有哪些临床表现？

类风湿性关节炎引起的骨质疏松症状主要包括类风湿性关

节炎的症状和骨质疏松的症状,最主要的就是疼痛,且伴有关节的局部疼痛。在类风湿性关节炎活动期的时候疼痛更加明显,另外还会伴有关节的僵硬,尤其是在早上起来开始活动的时候最为明显,俗称"晨僵",但是活动一段时间之后将会逐渐有所改善。受累关节周围软组织还会出现弥漫性的肿胀,并且局部皮温增高,还有的患者会出现皮下结节,甚至严重畸形。类风湿性关节炎形成的骨质疏松也会导致疼痛,主要是以腰背疼痛比较明显,另外还会伴有身高的短缩及驼背,常常是在疼痛之后。此外,还会伴有骨折,这是类风湿性关节炎引起骨质疏松症最严重的一种并发症。如果骨折比较严重,时间久了,还有可能会导致呼吸功能下降。

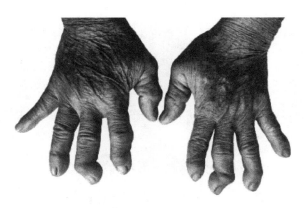

类风湿性关节炎手部畸形

第四篇
骨质疏松症的诊断及
与其他疾病鉴别

37 骨质疏松症的常用检查方法有哪些?

骨质疏松症可通过血液检查、骨密度测量、影像学检查等方式进行诊断。

(1)骨密度测量:可以测量出骨骼中的钙含量和密度,能够帮助判断骨质疏松症,并评估患者的骨质健康状态。

(2)血液检查:可以检查出血液中的钙、磷、维生素 D 等矿物质的水平,以及骨代谢相关激素水平。

(3)影像学检查:还可以通过 X 线、CT 等方法,评估患者骨密度情况,以确定是否存在骨质疏松症,并了解疾病的严重程度和类型。

此外,还可以通过尿钙测定、甲状腺功能检查、激素水平检查等方法进行诊断。如果出现异常现象时,建议到骨质疏松科咨询专业医生采取针对性治疗。

38 骨质疏松症的诊断标准是什么？

"骨质疏松症"的诊断分为临床诊断和仪器诊断。如果患者已经发生"脆性骨折"，即在轻微外力的作用下就发生骨折，如咳嗽两声就会导致肋骨的骨折、下楼梯仅仅踩空一下没有摔倒就导致小腿骨折，这类情况不做骨密度检查就可以直接诊断为骨质疏松症。

但是对于没有发生骨折的患者，则需要借助骨密度检查来诊断骨质疏松症。检查方法是用双能 X 线吸收测定法（DXA）检查腰椎和股骨颈的骨密度。骨密度高低用 T 值（T‐Score）表示，T 值表示被测对象的骨密度与同性别、健康青年人峰值骨密度平均值相比，相差多少个标准差（SD）。例如，+2.0 表示被测人的骨密度高于正常同性别青年人骨峰值 2 个标准差；-1.5 表示被测人的骨密度低于正常同性别青年人骨峰值 1.5 个标准差。

骨质疏松症诊断标准：T≥-1.0 属正常；-2.5＜T＜-1.0 为骨量减少；T≤-2.5 为骨质疏松症。达到骨质疏松症诊断标准，同时伴有一处或多处骨折时为严重骨质疏松。

39 为什么要测量骨密度？

骨质疏松症的病理基础是骨量减低，骨组织微细结构受到破坏，因而骨的脆性增加，易于发生骨折。目前广泛使用的骨质疏松症诊断方法是对骨量减低的诊断，即进行骨密度测量，通过测定骨密度可以了解骨量是否减低及减低的程度，从而引起患者的重视，及早予以预防和治疗，防止骨折的发生；另外，通过定期随查骨密度，可以了解骨量丢失的速度，并判定各种预防和治疗措施的效果。

40 骨密度的测量有哪些方法？ 主要测哪些部位？

目前测量骨密度的方法有：骨 X 线片，单光子吸收法（SPA），双光子吸收法（DPA），双能 X 线吸收测定法（DXA），定

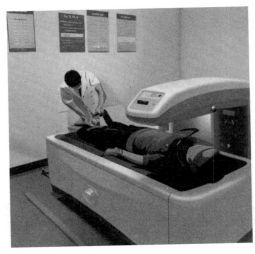

骨密度检测示意图

量 CT（QCT），定量超声技术（QUT）及磁共振骨密度测量。其中，骨 X 线片和 DXA 最常用。骨密度检查会查骨松质含量较为丰富的部位，如腰椎、髋关节、前臂腕关节等。

41 哪些因素可能影响骨密度的测定？

（1）年龄、性别、地区和民族等不同因素的影响：人的一生中骨密度随年龄的增长发生变化，有研究表明 30～35 岁以前骨密度呈上升趋势，为骨密度增长阶段；35 岁左右达骨峰值；女性在 35 岁以后、男性在 40 岁以后骨质开始丢失。测量骨密度时，必须考虑年龄和性别对骨密度值的影响，而不同地区和民族生活习惯不同，也应该被考虑。

（2）身高、体重和体重指数的影响：在影响男女骨密度的成分中，肌肉组织是主要因素，而脂肪组织仅对女性有影响。有报道指出，体重、身高的差异决定了前臂骨峰值骨量的性别差异，而且体重对峰值骨量的影响较大。体重指数是通过体重（千克）除以身高（米）的平方计算得来。一般认为，骨密度随体重指数的比值增大而增加。

（3）生理因素影响：研究表明，骨密度与雌激素呈显著正相关。绝经期是女性一生中骨量减少最大的时期，特别是早发闭经者体内很早就处于低雌激素状态，骨量过早丢失。研究表明，绝经年龄越早，骨密度越低，骨质疏松性骨折的发生率越高。此外，女性月经等生理因素对骨密度测量值的影响也不应忽略。

（4）其他影响因素：营养、饮食、阳光和特殊嗜好等因素对骨矿量也有不同程度影响。多摄取奶类、禽蛋鱼类和富含钙食物、经常日晒有利于增加骨量，而吸烟、嗜酒及高咖啡因摄入都是发生骨质疏松症的危险因素。环境因素、内分泌因素或接触有害物质等也可影响骨密度的测定值。

总之，骨质疏松症的原因并不仅仅是缺钙，雌激素减少、吸烟酗酒、运动少、肝肾疾病甚至体重过轻都是患骨质疏松症的危险因素。

42 骨质疏松症的 X 线检查有什么意义？

骨 X 线检查是根据骨质密度、骨皮质厚薄、骨小梁粗细、椎体变形和骨折等判断骨质疏松症情况。根据《中国人原发性骨质疏松症诊断标准》的规定，X 线片是诊断骨质疏松症的基本方法。判断骨密度减少应尽可能将骨密度测量和 X 线片相结合，如无骨密度仪，可以用 X 线片初步诊断骨质疏松症。因此，X 线片检查仍是目前诊断骨质疏松症常用的基本检查方法。X 线检查一般选择骨质疏松最为敏感的部位进行，常用投照部位包括：吸气时胸椎侧位片、腰椎侧位片、骨盆正位片、股骨近端正侧位片及双手正位片。

43 什么是双能 X 线吸收测定法（DXA）？

DXA 检查范围宽、敏感性高、扫描时间短，可测试全身和任意骨及骨折发生部位的骨量，而且辐射量小，测量时吸收 X 线的剂量小于拍 1 张胸部 X 线片，简单易行而无痛苦。因此，在短期内就得到广泛应用。目前，国内许多大医院常规骨密度测量均用双能 X 线骨密度仪测试，常用测量部位为腰椎和股骨近端。

适应证：① 骨密度测量，根据世界卫生组织规定的骨质疏松症的诊断标准，通过检测骨密度和骨矿物质含量，诊断骨质疏松症并决定其严重程度；② 建立骨密度的参考值；③ 进行骨质疏松症的流行病学调查；④ 计算骨丢失率；⑤ 预测骨折的危险性；⑥ 评价骨质疏松症的治疗效果。

禁忌证：① 怀孕；② 近期进行过放射性核素检查；③ 测定 2～6 天内口服了影响图像显影的药物；④ 脊椎严重畸形或脊椎上有金属内植物；⑤ 不能平卧于检查床上。

44 骨密度检查痛苦吗？ 是否有辐射？ 影响骨密度检查的因素有哪些？

骨密度测试通常不会引起疼痛，它类似于常规的 X 线检查。骨密度检查的辐射量很小，相当于胸部 X 线片照射的 1/5，以及正常人一天电脑前工作量受到的辐射。

影响骨密度检查的因素：① 近期服用了肠道内不能吸收的药物，如钡剂、钙剂等。② 食用了对测量有影响的食物。③ 身上携带的金属物品。④ 做前后脊椎测量时，骨质增生、脊椎侧弯、椎间盘变性、腹主动脉钙化等均可影响测定结果。

45 骨折部位能否做骨密度检查？

骨折部位通常不适合进行骨密度检查，因为骨折和随后的愈合过程可能会影响测量结果，导致骨密度读数不准确。骨折部位可能出现局部骨量增加，尤其是在愈合过程中，因为身体在修复断裂处时会在该区域形成新的骨组织。

骨密度检查通常是通过双能 X 线吸收测定法（DXA）来完成的，这是一种通过测量脊椎、髋部和前臂骨密度的标准方法。如果患者近期在这些部位发生过骨折，医生可能会选择其他部位进行骨密度检查。例如，如果脊椎发生过骨折，医生可能会选择检查髋部或前臂的骨密度；如果髋部发生过骨折，医生可能会选择检查脊椎或前臂的骨密度。

此外，如果患者最近发生了骨折，医生可能会推迟骨密度检查，直到骨折完全愈合。这样可以确保骨密度的测量更加准确，从而更好地评估患者未来骨折的风险。

在进行骨密度检查时，医生会考虑患者的整体健康状况、骨折历史和其他可能影响骨密度的因素，以选择最合适的检查部位和时间。如果有疑问或特殊情况，患者应与医疗专业人员讨论最佳的检查方案。

46 骨密度低一定就是骨质疏松吗？

骨密度低，即骨密度测定值低于正常范围。骨密度正常值范围是指通过测定同性别健康青年人，所得骨密度平均值减去1个标准差之内的数据。不同性别、不同种族、不同环境人群的正常值范围均不相同；不同仪器及同种仪器之不同型号的正常值也不尽相同。因此，判定一个人的骨密度值正常与否，最好与和自己同种族、同性别、同地区及同仪器测量的健康人群正常值进行对比。

骨密度测定通俗的说法就是检测骨矿盐的量，它仅仅是一个定量的测定，而不能作为定性病因诊断。发现骨密度降低时，必须结合患者临床表现及各项血、尿生化等其他检查指标，排除一些可使骨密度减低的疾病，如肿瘤骨转移、多发性骨髓瘤、骨软化、甲状旁腺功能亢进及其他一些可以导致继发性骨质疏松症的疾病，如慢性肝肾疾病、甲状腺功能亢进、类风湿性关节炎、强直性脊柱炎、性腺功能减退症、皮质醇增多症等。

47 孕妇为什么要测骨量？ 用什么方法测量？

妊娠、哺乳期妇女由于胎儿及哺乳的需要，体内的钙大量被消耗，骨钙被动员，如不及时补充钙剂则导致骨量明显减少，使不少妇女在妊娠和分娩后的一段时间内出现腰背疼痛等反应。因此，在妊娠及哺乳期内监测骨量，可了解其丢失情况，指导钙及维生素 D 制剂的治疗，减少骨量的丢失。

众所周知，孕期妇女需避免接触各类放射线，而 X 线及定量 CT 等骨密度检查均有辐射，不适用于孕妇。近年来发展的定量超声技术可测定骨的状况，且无放射线，可用于了解孕妇的骨量和骨强度。

48 骨密度检查已经诊断为骨质疏松症，为什么还要进行抽血和尿检？

骨密度检查确定是骨质疏松症，还要做抽血检查，主要是因为抽血检查有几项反应骨吸收、骨形成的指标，可以明确患者是原发性骨质疏松症，还是继发性骨质疏松症。另外，通过抽血检查可以评估患者骨骼破坏或者形成的程度。因此，抽血和尿液检查的目的有三个：

（1）通过系统检查找出导致骨质疏松症的原因，排除其他疾病（如骨软化、甲状旁腺功能亢进等），这样才能开展针对病因的治疗。

（2）通过评估肝肾功能、骨代谢指标、钙磷镁电解质水平，选择最适合于病情的骨质疏松症药物，使药物发挥其最大治疗功效，避免其副作用。

（3）骨质疏松症通常需要数年甚至10多年的长期治疗，而骨密度的变化缓慢，连续动态前后比较血液中骨代谢指标的变化可以监测药物的疗效，有利于及时调整治疗方案。

49 骨质疏松症患者需要检查哪些血液指标？

骨质疏松症患者入院时，医生会做一些常规的检查，如血常规、尿常规、生化检查等。如果确诊了骨质疏松症，还会进一步做检查，以排除继发性骨质疏松症，如需要做甲状腺功能检查，排除是否是因为甲亢引起的骨质疏松症；需检查皮质醇，甚至是小剂量的地塞米松抑制试验，排除是否有库欣综合征；需要做性激素水平，排除是否存在性功能低下引起的骨质疏松症。还应做C反应蛋白、血沉检验，必要的时候应做抗核抗体谱、ANCA等，明确有无风湿免疫系统的疾病。最重要是检查肿瘤标志物及血、尿的KAPPA链和轻链，以排除有无多发性骨髓瘤及其他的肿瘤。

骨质疏松症的生化检查，包括5个方面的内容：① 反映骨矿成分的生化指标，主要测定血和尿中钙、磷、镁等离子浓度；② 反映骨调节激素的生化指标，主要测定甲状旁腺激素、降钙素、活性维生素 D_3 等；③ 反映性激素及其他有关激素的指标，主要测定雌激素、孕激素(女性)、雄激素、甲状腺素等；④ 反映骨形成的生化指标有 9 种，其中主要包括碱性磷酸酶、骨钙素、血清 I 型前胶原展开肽等；⑤ 反映骨吸收的生化指标有 9 种，其中主要是尿羟脯氨酸、尿羟赖氨酸、酸性磷酸酶、尿液相关检查等。

50 如何看骨质疏松症血钙和维生素 D 活性代谢产物化验报告单？

血钙正常值为 2.25～2.75 mmol/L。血钙的存在形式有离子钙、蛋白结合钙与小分子阴离子结合钙 3 种。离子钙约占血清总钙的 46%，其中部分离子钙具有生理活性。非活性离子钙在未获得活性之前无生理作用。其他 54% 为无活性的蛋白结合钙与小分子阴离子结合钙。血清总钙与离子钙的测定对骨矿代谢与钙、磷代谢的研究与鉴别诊断有很重要的临床价值。血清总钙与离子钙在正常情况下只在很狭窄的范围内波动，甲状腺激素、降钙素与活性维生素 D 代谢产物对血钙水平起到调节作用。

维生素 D 的正常值 30～100 ng/mL。维生素 D 是从皮肤与食物吸收的，其本身无生物活性。当维生素 D 经过肝转化为 $25(OH)_2D_3$，然后再经过肾皮质转化为 $1,25-(OH)_2D_3$ 后才具有生物活性，它可激发成骨细胞活性与骨基质的矿化，并能协调甲状旁腺素动员骨内的钙、磷贮存，刺激破骨细胞活性，促进骨吸收，以维持体内的钙、磷平衡。

51 骨密度与骨质疏松性骨折有什么关系？

骨质疏松性骨折的决定因素是骨强度。骨强度指骨的弹性及抗外力的能力，由骨量和骨微细结构两方面因素组成。骨密度测定仅能反映骨量变化而不能检测骨结构的改变。由于骨密度变化能够代表 75％～80％ 的骨强度变化，故在多数情况下骨密度测量可以预测骨质疏松性骨折发生的危险性。但在有些情况下，虽然患者骨密度正常，或经某些不适当的抗骨质疏松治疗后骨密度有所增高，新的骨折仍不断地出现，说明这些患者骨的微细结构即骨的质量不正常。研究发现，某些不适当的治疗可刺激新骨形成，骨密度增加，但由于新产生的骨组织结构上杂乱无章，不具有良好的强度，故仍然不能避免骨折的发生。

52 骨质疏松症怎么早期诊断？

为了及早对骨质疏松症做出诊断，以便尽早治疗及预防并发症的发生，首先要追踪观察发生骨质疏松症可能性大的特发人群，分别是：青年妇女、身材矮小瘦弱者、有骨质疏松症家族史的人、45 岁以后切除了卵巢或绝经的妇女、有甲状腺功能亢进或甲状旁腺功能亢进的人、做过胃大切手术及小肠吸收功能不良的人、慢性肝肾功能不全的人、因其他疾病长期使用肾上腺皮质激素治疗的人、慢性酒精中毒及患有类风湿性关节炎的人。以上这些人应定期做好各种检查以了解自己骨量丢失的速度，警惕骨质疏松症的出现。

当老年人出现特征性的腰背痛，又能排除其他因素（如类风湿性关节炎、腰肌劳损、肿瘤、椎间盘突出症、脊柱结核、外伤等）所引起的腰背部疼痛时，应高度怀疑骨质疏松症。

当一个人的年龄增长后，尽管没有其他症状存在，但家人和朋友发现他（她）比以前矮、背驼了，则应考虑骨质疏松症的存在。如果有轻度的外伤而导致骨折的发生，则说明已有骨质疏松症了。

骨质疏松症光靠症状很难做出判断，还需定期进行一些必要的检查才行。骨骼的 X 线片和骨密度检测是常见的、简便易行的诊断方法。应用定量 CT 来定量分析骨骼中的骨质含量及骨密度，是目前临床应用的较为准确的测量方法。各种血液指标的检测，也可辅助诊断。

骨质疏松症是一种慢性的全身性疾病，它的各种症状、体征及化验指标的改变不一定同时出现，只有进行综合分析，以测定骨矿含量为主，参照年龄、性别、体态、症状、骨折情况、病史及化验检查等多种指标进行综合打分，全面评价，才能尽早做出准确的诊断。

53 CT 能否诊断骨质疏松症？

定量 CT（QCT）能较好地显示骨内外、骨髓腔和关节周围结构，易于发现普通 X 线检查难以发现的病变，了解病变与邻近组织的解剖空间关系。QCT 扫描还可将骨组织中软组织成分（骨髓）区分出来，对确定病变性质有一定的帮助。

CT 可以检查出骨质疏松，但是，诊断骨质疏松的手段一般不会优先选择 CT，因为 CT 检查的价格比较高，经济负担较大。另外，诊断骨质疏松症的金标准也不是通过 CT，而是通过 DXA 进行一个骨密度的测定，如果发现骨密度明显下降，那么就可以明确诊断为骨质疏松症。

总之 CT 可以查出骨质疏松症，但它不是诊断骨质疏松症的金标准。

54 磁共振能否诊断骨质疏松症？

磁共振成像检查（MRI）可以辅助诊断骨质疏松症，但不作为常用检测手段。同样，MRI 检查价格比较高，性价比较低，会对患者造成一定的经济负担。磁共振成像检查的用途主要是鉴别诊断，用来排除骨折、骨密度降低等表现不是由肿瘤造成的。其对于骨质疏松症的诊断具有局限性，不会优先选择磁共振来诊断骨质疏松症。建议骨质疏松症先就医咨询，根据实际情况，选择适合的筛查项目。

55 如何区分骨质疏松性骨痛与其他疾病引起的骨痛?

骨质疏松症患者常有骨痛,但骨痛并非一定是由骨质疏松症所引起,许多疾患均可以有骨痛症状。因此我们在诊断骨质疏松症时应该与下列疾患相鉴别。

(1)恶性肿瘤骨转移:肿瘤细胞可以转移至骨骼,直接浸润破坏骨组织,还可以分泌甲状旁腺素相关激素,加快骨溶解。骨质破坏、骨膜受累、骨组织血运异常均可导致骨痛。

恶性肿瘤的骨痛部位常常固定于肿瘤浸润或转移部位,疼痛进行性加重,难以控制。多伴有贫血、消瘦、脊髓或神经根压迫症状,以及原发肿瘤的症状,其预后较差。

(2)其他代谢性骨病:甲状旁腺功能亢进症、骨软化、佝偻病等代谢性骨病均可有骨骼疼痛症状。

原发性甲状旁腺功能亢进可有全身多部位骨痛,多发骨折、反复多发性泌尿系结石、血尿,生化检查示高钙血症、低血磷及甲状旁腺素水平见升高。影像学检查可见全身多部位骨质疏松、骨骼畸形等表现。

(3)免疫系统疾病:许多免疫性疾病可以有骨关节疼痛,如类风湿性关节炎、红斑狼疮、干燥综合征等。免疫病多见于年轻女性,骨关节疼痛的同时常伴有关节肿胀变形,并且有皮疹、脱发、口腔溃疡等其他表现,生化检查提示血沉增快、多项免疫指标异常,免疫抑制剂治疗有一定疗效。

（4）感染性疾患：某些感染性疾患如风湿热的急性感染期，可发生全身性炎症反应，表现为骨骼疼痛，但这些疾病常常有细菌、病毒等病原菌感染的情况，伴有发热、全身不适，生化检查显示血沉快、血象异常、C反应蛋白阳性、血培养阳性等异常，随着感染的控制，骨骼疼痛可有所减轻。

56 骨质疏松症与风湿性关节炎怎么区别？

风湿病是以人体变态反应为特点的一种全身性结缔组织非化脓性炎症，病因尚不清楚。此病可发生于任何年龄，但以儿童发病率最高，临床表现为游走性关节疼痛、肌肉痛、贫血及发热等。受累关节红肿热痛，可累及单个或多个关节。如病变反复迁延，后期常合并风湿性心脏病。风湿病关节受累时，X线表现不一定出现异常改变，有的患者可出现受累关节局部骨质疏松。

骨质疏松症多出现于老年人，女性比男性好发，是全身骨骼均发生骨在量上的减少，为生理退变。临床症状多以腰背痛为主，四肢小关节症状轻微，X线表现为全身骨骼普遍性骨质疏松，骨皮质减少变薄，骨小梁明显减少，变细，骨密度减低，同时可伴有骨质增生或椎体的压缩性骨折。

57 骨质疏松症与类风湿性关节炎怎么区别？

两者都以女性多见，可表现为关节疼痛、运动受限，而类风湿性关节炎关节周围骨质亦疏松。主要有以下区别：

（1）类风湿性关节炎以 20～40 岁女性多见，临床症状以关节梭形肿胀、疼痛、活动受限为主，以手部近端指间关节为重，部分有发热、不适、乏力和肝脾肿大。而骨质疏松症多发于老年人，临床症状轻微，以腰背痛多见，四肢小关节症状轻微，全部骨骼均可发生，以脊椎改变明显。

（2）类风湿性关节炎主要病理变化为关节滑膜的非特异性慢性炎症而致关节周围骨质疏松；而骨质疏松症为全身骨骼均发生骨在量上的减少，为生理退变。

（3）类风湿性关节炎抽血检查有类风湿因子阳性、血沉加快等，而骨质疏松症无特异性改变。

（4）X 线表现：类风湿性关节炎手足小关节是最早、最常受累的部位，少数可侵犯膝、肘、肩和髋等大关节，脊椎则以颈椎最常受累。关节周围软组织梭形肿胀，局限性骨质疏松，见斑点状及小囊状骨质破坏区，关节面模糊，边缘性侵蚀，晚期关节半脱位。而骨质疏松症全身骨骼均发生骨质疏松，手足小关节受累较轻，可并发退行性改变。

58 骨质疏松症与强直性脊柱炎有什么区别?

强直性脊柱炎(AS)也可出现腰腿痛及骨质疏松等表现,与骨质疏松症有一定的相似之处,但在发病年龄、临床症状、X线表现等方面都有一定的特点。

强直性脊柱炎可发生于任何年龄组别(3～70岁),以10岁左右和20～40岁多见,且以男性最多,有人统计过男性占90%以上。强直性脊柱炎的早期症状常表现为腰痛,臀部和腰骶痛,腰部酸困、不适、僵硬感,腰部前屈、后伸和侧弯活动受限,站立、行走与活动后减轻,休息后却不能缓解。这些特点与骨质疏松症有明显的区别。骨质疏松症以腰背痛为多见,疼痛沿脊柱向两侧扩散,直立后伸、久立、久坐疼痛加剧,仰卧位或坐位休息后疼痛可减轻。

强直性脊柱炎的X线征象中,骶髂关节受累几乎达100%,往往是双侧对称性改变,具有特征性。早期骶髂关节改变不明显时,过几个月后再作X线或CT检查,如骶髂关节有明显改变即可确诊。最终病变可从骶髂关节往上发展,使脊柱X线最终表现为典型的竹节样改变。强直性脊柱炎患者脊椎椎体早期可出现普遍性骨质疏松,但一般不会出现椎体压缩性骨折,而脊柱压缩性骨折是骨质疏松症的最常见并发症,这一点也有别于骨质疏松症。

59 骨质疏松症与骨质增生症怎么区别？

骨质疏松症表现为整体，而骨质增生表现为局部。骨质疏松症属于一种代谢性的疾病，是因为骨量的减少、结构方面遭到破坏，导致患者容易发生骨折的现象。骨质增生就是我们经常说的"骨刺"，主要是以关节受损为主，会严重影响整个周围关节的疾病，最终会使关节退化、损伤等现象发生。

骨质增生症是老年特有的退行性疾病，它是由于骨关节及其周围软组织退变，关节松动不稳定，从而使关节面变形、断裂、脱落，关节边缘"骨刺"形成，并继发关节周围组织无菌性炎症。其发生与年龄、体质、工作性质、遗传等因素有关。骨质增生主要发病部位是关节及软组织，比较局限，轻时外观无异常，仅表现为关节刚活动时疼痛，随着活动的继续，疼痛可逐步好转、消失。病情加重后，会出现关节红肿、积液，甚至变形，疼痛程度不断加重，关节活动不断受限。骨性关节炎的疼痛情况与关节负重运动、气候温度变化关系密切。

骨质疏松症则为全身性的疾病，骨质疏松症的发病部位多在脊柱、四肢长骨骨干。其疼痛在发病早期不一定出现，一旦疼痛，通常发生在劳累或夜间。与负重的时间和程度有关，与气候、温度变化也相关，骨质疏松症较重的患者还会出现前胸、两肋、腹部及腹股沟软组织的放射痛，这是因为脊柱椎体骨折畸形所致。骨质疏松症一般无关节红肿，无积液，关节活动正常。

骨质疏松症与骨关节炎怎么区别？

　　老年人和女性是患骨质疏松症的主要人群,和骨关节炎一样都会表现为骨痛,但骨质疏松症引起的疼痛一般是全身骨骼痛,且往往是持续的。骨关节炎好发于 50 岁以上人群,女性多于男性,可发生于全身各个关节,但更好发于负重较大的膝关节、髋关节、脊柱等,主要表现为关节开始活动时疼痛明显,稍活动后疼痛减轻,而当负重较多或关节活动过多时,疼痛又会加重。有时,疼痛可呈放射性,骨关节炎患者在发病早期会出现关节僵硬、关节不稳、关节屈伸活动范围减少及步行能力下降等。因此,骨骼疼痛有可能是骨质疏松症,还有可能是骨关节炎。

　　总的来说,骨质疏松症主要影响骨骼的密度和强度,而骨关节炎主要影响关节的功能和结构。虽然两者都随年龄增长而变得更加常见,并且都可能导致疼痛和功能受限,但它们的治疗方法和管理策略有所不同。骨质疏松症的治疗重点在于增强骨骼、预防骨折;而骨关节炎的治疗则侧重于减轻疼痛、改善关节功能和提高生活质量。

第五篇
骨质疏松症的治疗与预防

61 骨质疏松症是否该治疗?

骨质疏松症本身不严重,但是并发症对身体危害很大,很多人认为骨质疏松是年龄增长的自然变化,没有必要治疗或者补钙就可以。实际上骨质疏松症患者的骨流失速度远远大于年龄增长引起的骨量减少,如果任其发展或者单纯补钙,脆性骨折风险较大;而通过系统治疗,不仅可以改善疼痛等症状,还可以增加骨密度,极大地降低骨折风险,提高生活质量。这种情况与高血压类似,经过正规降血压治疗可以降低心脑血管疾病风险。

62 骨质疏松症防治的基本原则是什么?

骨质疏松症的发生实际上是一个渐进的过程,原发性骨质疏松症是随着年龄的增长发生的,继发性骨质疏松症是由于某些疾病或某些原因所致,不论哪种类型的骨质疏松症,其治疗、预防的原则是一致的。

骨质疏松症防治原则包括：良好的生活方式、骨健康基本补充剂以及合适的抗骨质疏松药物治疗。治疗选项包括药物治疗、饮食改善、运动和生活方式改变。

首先要坚持补钙和补充维生素 D，还有增强适度的运动以及晒太阳。这些都是基础治疗，只能维持原有骨量，不让骨质疏松症进一步加重。想要骨质疏松症转好，须进一步使用抗骨质疏松的药物，具体用药还要咨询医生。

63 目前治疗骨质疏松症的措施有哪些？

骨质疏松症的治疗包括基础治疗、药物治疗和骨质疏松性骨折管理等。其中基础治疗就是指补充钙剂和维生素 D；药物治疗包括双磷酸盐类、降钙素类、雌激素类、甲状旁腺类、选择性雌激素受体调节剂和其他一些药物。但无论从哪个角度说，预防都比治疗骨质疏松症更为现实和重要。

（1）一般治疗：患者出现骨质疏松，可以在医生的指导下通过多吃一些含钙高的食物进行缓解，如鸡蛋、牛奶等，同时应加强体育锻炼、多晒太阳、预防跌倒等方式进行缓解。

（2）物理治疗：患者出现这种症状除了一般治疗以外，还可以通过脉冲电磁场、体外冲击波等物理治疗的方式进行缓解，有利于改善骨量，从而缓解患者的临床症状。

（3）药物治疗：这种方式是最常用的治疗方式，患者可以遵医嘱服用维生素 D、葡萄糖酸钙口服液等骨健康基本补充剂进行治疗,这类药物可以改善骨健康;同时使用鲑鱼降钙素等抗骨质疏松剂进行缓解,从而抑制骨吸收、促进骨合成。

此外,对于继发性骨质疏松症还要注意病因治疗,对于并发骨质疏松性骨折的患者选择合适的固定方式。总之,骨质疏松症具体的治疗,还需要患者去医院做详细的检查,根据疾病的情况制定合理的方案进行治疗,避免出现其他的症状。

64 目前防治骨质疏松症的药物有哪些?

常用的预防骨质疏松症的药物主要有以下几类。

(1)骨吸收抑制剂:如双膦酸盐类,常见的有唑来膦酸、阿仑膦酸钠,还有雌激素类、降钙素类。

(2)骨形成刺激剂:主要是甲状旁腺激素。

(3)骨矿化促进剂:主要有钙剂、维生素 D 及其衍生物。

(4)其他:如锶盐、维生素 K、选择性雌激素受体调节剂及中药等。

65 补钙有哪些注意事项? 有哪些误区?

补钙的注意事项一般包括补充维生素 D、避免食用含草酸的食物、避免长期服用活性钙等。

（1）补充维生素 D：维生素 D 可以促进钙吸收，调节血钙饱和度。维生素 D 主要从膳食纤维中获取，然后通过紫外线经皮肤照射合成。冬天由于外出少会导致维生素 D 合成减少，影响钙吸收，所以补钙的同时需要适量补充维生素 D。

（2）避免食用含草酸的食物：如果补钙的同时食用含草酸的食物容易形成草酸钙，影响机体对钙的吸收。所以补钙时避免食用含草酸的食物，如菠菜、青椒、芹菜等。

（3）避免长期服用活性钙：活性钙主要是使用牡蛎、贝壳等经过高温处理的钙混合物，由于重金属含量较高，长期服用会导致患者出现恶心、胃痛等症状。

建议在医生的指导下补钙，避免过量补钙，造成高钙血症。

然而，补钙在患者中存在很多误区。

第一，补哪种钙好？事实上科学研究证实，补哪种钙剂，效果都是一样的。我们强调合理补充钙剂，而不是说滥用钙剂。

第二，只补钙就好吗？预防骨质疏松并不单纯是靠补充钙，还要补充维生素 D。维生素 D 可以促进我们肠道对钙的吸取，也促使钙的转换。

第三，有机钙比无机钙好？不能这么说，只是对于萎缩性胃炎患者，或者消化不良的老年人等，优先考虑选择柠檬酸钙等有机酸钙产品来替代碳酸钙，因为这类产品不需要那么多胃酸来帮助钙溶解出来变成离子。

66、骨质增生合并骨质疏松，还能补钙吗？

骨质增生（通常指骨刺或关节边缘的骨赘生长）与骨质疏松（骨密度降低）是两种不同的骨骼状况。骨质疏松症常常合并骨质增生，此时骨质增生是机体对骨质疏松的一种代偿。骨质疏松后机体代偿过程中发生钙异位，沉积于骨关节表面而形成骨刺。治疗骨质疏松症可以纠正机体缺钙的状态，从而部分纠正异常过程，减少骨刺的形成。骨质增生常见于关节炎，尤其是骨关节炎，而骨质疏松症则是由于骨骼中钙和其他矿物质的流失而导致骨骼变得脆弱。

如果一个人同时患有骨质增生和骨质疏松，补钙的决定应基于个体的具体情况和医生的建议。补钙可以帮助改善骨质疏松症，因为钙是构成骨骼的重要矿物质之一。然而，补钙并不直接影响骨质增生的症状。在决定是否补钙时，以下几点应予以考虑：

（1）骨质疏松症的严重程度：如果诊断为骨质疏松症，补充钙质和维生素 D 通常是治疗的一部分，以帮助增强骨骼。

（2）饮食和生活方式：评估个人的饮食中是否已经摄入了足够的钙，以及是否有足够的阳光暴露以帮助身体产生维生素 D。

（3）其他疾病和药物：考虑个人是否有其他健康问题或正在服用可能影响钙吸收的药物。

（4）钙的来源：钙可以通过饮食（乳制品、绿叶蔬菜、坚果等）

或补充剂来获取。

（5）医生的建议：医生可能会建议做骨密度测试，并根据测试结果和个人健康状况提供个性化的补钙建议。

重要的是，过量补钙可能会带来健康风险，包括肾结石和心血管问题，因此应遵循医生的指导来确定补钙的适量和形式。如果您有骨质疏松症和骨质增生的问题，建议咨询医生，以获取最适合您个人情况的治疗和管理建议。

 67 喝骨头汤能补钙吗？

不可以。喝骨头汤被许多文化认为是一种补钙和强化骨骼的传统方式。骨头汤通常是通过长时间炖煮动物的骨头（通常是牛骨、鸡骨或猪骨）制成的，有时还会添加醋来帮助从骨头中提取钙和其他矿物质；这种煮沸过程被认为可以释放骨头中的营养素，如钙、磷、镁和胶原蛋白等。

然而，科学证据表明骨头汤中实际钙含量非常有限，且钙含量可能会因煮沸的时间、所用骨头的类型和数量、是否添加醋等因素而有所不同。因此，骨头汤中的钙含量可能并不像人们想象的那么高。此外，从骨头汤中吸收的钙量也可能受到其他因素的影响，如个人的消化和吸收能力。

尽管喝骨头汤可能为身体提供一些钙和其他营养素，但它不应该被视为补钙的主要来源。钙的最佳来源通常是食物，如乳制品(牛奶、奶酪、酸奶)、绿叶蔬菜(如羽衣甘蓝、芥蓝和菠菜)、坚果和种子,以及钙强化的食品(如某些橙汁和谷类食品)。

如果您正在考虑通过饮食来改善骨骼健康或补钙,建议咨询医生或营养师以获取个性化的建议。专业人士可以评估您的整体饮食和健康状况,并提供相应的指导。

68 过量补钙会引起肾结石吗?

过量补钙确实有可能增加肾结石的风险。当体内的钙摄入过多时,尤其是通过补充剂形式,这可能导致尿液中的钙水平升高,从而增加形成钙质结石的可能性。钙质结石是最常见的肾结石类型,通常包含钙与其他物质(如草酸或磷酸盐)结合形成的结晶。

以下是一些可能导致过量补钙的情况:

(1)过量补充:未经医生指导,自行服用高剂量的钙补充剂可能导致钙摄入过多。因为个人的钙吸收率可能不同,有些人可能更容易从食物或补充剂中吸收过多的钙。

(2)草酸摄入:同时摄入高量的草酸(存在于某些食物中,如菠菜、甜菜和坚果)可能与过多的钙结合,增加肾结石的风险。

(3)脱水:脱水会导致尿液浓缩,增加结石形成的风险。

(4)其他健康状况:有些健康状况,如高钙尿症(尿液中钙含量异常高)或某些消化系统疾病,可能增加肾结石的风险。

为了避免肾结石和其他与过量钙摄入相关的健康问题,如心血管疾病,建议遵循医生或营养师的指导来确定日常钙的适量摄入。通过均衡饮食获取所需的钙,而非过度依赖补充剂。确保充足的水分摄入,以维持尿液稀释,减少结石形成的风险。如果有服用钙补充剂的必要,考虑与医生讨论最佳的剂量和类型。

总之,补钙需要适度,并且最好在专业人士的指导下进行,确保既满足身体对钙的需求,又避免潜在的健康风险。

69 孕妇应该如何补钙?

孕妇由于存在较为特殊的生理状况,所以体内的钙磷水平、激素水平及骨代谢都与正常时期相比有较大差别,主要表现在:

(1)钙磷水平的变化:正常孕妇未进行补钙时,于孕后 4 个月,半数以上开始出现小腿抽筋的症状,提示血清游离钙水平降低,导致神经肌肉应激性增加。自孕第 4 月开始下降,孕第 6 月时降至最低水平,维持在生理低限至足月。

(2)骨代谢情况:孕期中骨密度大多数无明显变化,少数有随孕月增加有下降趋势,但差异不显著;代表骨形成的指标在整个孕期处于较低水平,而代表骨吸收的指标则在妊娠晚期升高,说明妊娠晚期骨吸收占优势,此种变化一直持续到产后。

(3)妊娠期钙调节激素的变化:降钙素在孕中期一度下降,此后又有恢复;妊娠期由于高水平的泌乳素、胎盘泌乳素及雌激素促进了维生素 D 更多地代谢为 $1,25$ -二羟活性维生素 D_3,致使其水平在足月妊娠时增高 $2\sim4$ 倍。

胎儿的生长发育需要大量的钙质,钙供给不足时,体内钙缺乏明显,再加上维生素 D 摄入不足,血钙水平必然下降,继发甲状旁腺功能亢进,骨吸收增多,以满足胎儿需要和维持母体血钙正常水平,加之孕妇本身成骨作用降低,二者共同代偿保证血钙的正常水平。一旦调节过程出现障碍或调节过度,必将导致骨代谢失常。

因此,妊娠期妇女补钙以使用钙剂为主,同时应合用维生素 D 剂。在妊娠早期及中期,应使用足量的钙剂,每天补钙 1 200~1 500 毫克,同时应予以 400~800 单位维生素 D 以促进钙的吸收和利用。孕妇应有适当的体育活动,增加户外活动,接受日光照射,防止维生素 D 的缺乏;还应大力提倡平衡饮食。妊娠晚期钙剂的用量应维持在每日 1 500 毫克左右,同时应重视维生素 D 的摄入量不得低于每日 800 单位。对于其他药物的使用则应慎重,以免对胎儿造成不良影响。

70 为什么补钙的同时要补充维生素 D?

补钙要吃维生素,主要是因为维生素 D 能够促进钙更好地吸收,可以参与钙的代谢,进而能达到补钙的作用。人类钙的吸收在小肠,维生素 D 的作用部位也在小肠,它的主要作用是促进肠道对钙的吸收。所以说,谈到钙的吸收问题,有两个要点,一个是钙本身的吸收率问题,另外一个就是看维生素 D 的量和活性够不够。

维生素 D 本身对钙的利用活性有限,主要是其代谢的产物骨化三醇起到最核心的作用。维生素 D 在体内的代谢过程比较复杂,首先需要紫外线的帮助(多晒太阳),其次在体内要经过肝脏、肾脏的转化才成为具备生物活性的东西。所以说,一旦肝脏、肾脏功能不好,维生素 D 的转化率会降低,骨质疏松症风险会加大。

不同的年龄阶段对维生素 D 的需求不同。在婴幼儿阶段,大概每天需要摄入 400 IU;成年后到 50 岁之前,每天约需要 200 IU;在 50 到 70 岁之间,大概需要 400 IU;到了 70 岁以上,则增加到 600 IU。在婴幼儿期,因为维生素 D 全靠外界补充,加之骨骼生长速度特别快,因此需求量较大。而进入老年以后,老年人肠道里维生素 D 受体减少,肠道吸收维生素 D 能力下降,因此也需要更多的维生素 D 摄入才能保证吸收的钙量足够。

维生素 D 从哪里补充呢? 日常生活中,深海鱼类、牛奶、鸡蛋、蘑菇等都含有维生素 D,其中含量最高的就是鱼肝油。但是光吃不行,还要记得晒太阳,不然维生素 D 没办法变成活性的物质。如果医生开具的是有生物活性的骨化三醇,就不需要特别晒太阳了,因为它已经是转化过的物质了。

 骨质疏松症可以用雌激素治疗吗?

雌激素可以用于骨质疏松症的治疗,主要用于绝经期老年女性的骨质疏松症。对于此类患者使用雌激素，能够非常快速且有效地使患者的相关病情缓解。因为此类患者产生骨质疏松的根本原因就是体内雌激素水平在短时间内大幅下降，因此可以通过雌激素替代或者激素替代疗法使患者获得相应的恢复。对于绝经期的老年女性，使用少量雌激素进行治疗还能够有效预防骨质疏松症。对于上述患者采取雌激素治疗时，一定要注意使用方法，如在使用雌激素的过程中需要配合少量的孕激素，或者要使用具有雌激素和孕激素双重活性的药物治疗，避免患者在使用雌激素过程中出现相关并发症。

而在男性中，雌激素也已被证实对骨量维持的重要性。对于老年男性，雌激素的下降对骨丢失的影响超过雄激素下降对骨丢失的影响，因此，临床上对于男性骨质疏松症患者，在使用雄激素治疗的同时，应配合小剂量雌激素治疗。

72 骨质疏松症患者面临钙的缺少，为何还用降钙素治疗？

降钙素的作用是降低血中的钙，而骨质疏松症的患者是骨骼中缺钙，因此使用降钙素就可以降低血中的钙，使血中的钙沉积在骨骼中，所以骨质疏松症的患者可以使用降钙素。但是骨质疏松症患者的治疗，除了要使用降钙素以外，最重要的还要使用其他的抑制骨破坏的药物，以及考虑选择促进骨形成的药物。

值得注意的是,降钙素并不是所有骨质疏松症患者的首选治疗药物。通常,更常见的药物治疗包括双膦酸盐类药物、选择性雌激素受体调节剂(SERMs)和甲状旁腺激素(PTH)类似物。这些药物可以帮助增加骨密度,并减少骨折的风险。

在考虑降钙素或任何其他药物治疗时,医生会根据患者的具体情况,如骨密度测试结果、骨折历史、个人的风险因素及可能的副作用,来决定最适合的治疗方案。

因此,即使骨质疏松症患者可能需要补充钙,降钙素的使用是为了通过其他机制来帮助控制病情,而不是直接补充钙。正确的治疗需要在医生的指导下进行,以确保安全和有效。

73 降钙素用于骨质疏松症治疗的原理是什么?

降钙素主要由甲状旁腺滤泡细胞分泌,与甲状旁腺素和活性维生素一起组成维持人体钙磷代谢平衡的三大主要调节激素。该激素对骨具有重要作用,它可以直接作用于破骨细胞上的降钙素受体,其短期作用是在几分钟内就可抑制破骨细胞(破骨细胞具有吞噬骨的作用),使破骨细胞缩小、皱褶、活性降低。长期应用可以抑制破骨细胞的增殖,减少破骨细胞的数量,从而抑制骨吸收,减少骨破坏。因此,降钙素的主要应用价值如下:

(1)缓解骨质疏松性骨痛:降钙素可以减少骨吸收,对于骨质疏松症引起的骨痛具有较好缓解作用。

（2）促进钙盐在骨质内沉积：降钙素可以促进血液内的钙盐向骨质沉积，促进骨质合成，增加骨的硬度，改善骨质疏松。

（3）抑制破骨细胞活性：降钙素有助于抑制破骨细胞活性，减少骨的破坏和吸收，具有明显的抗骨质疏松作用。

在使用降钙素抗骨质疏松的同时，也需要补钙和补充维生素D，多进食含钙丰富的食物，如鸡蛋、牛奶等，必要时补充钙剂，如葡萄糖酸钙等。平时多晒太阳，促进新陈代谢和钙质吸收；但对于较严重的骨质疏松症引起的病理性骨折者，通常需要手术治疗来缓解局部症状。

74 降钙素的副作用有哪些？

降钙素的副作用较少，一般有：

（1）面部潮热和热感，轻微恶心和呕吐，不必停药。

（2）妊娠和哺乳者不宜使用，以防低血钙和继发性甲状旁腺功能亢进。

（3）严重过敏反应，甚少见，但仍应询问既往有关过敏性休克史和支气管哮喘史。采取首次剂量减半或睡前服药，缓慢注药、加用维生素 B_{12} 或胃复安等护胃药物，一般可明显消除其不良反应。如不良反应严重，患者不能耐受，应立即停药。

防止骨丢失的药物有哪几类？

常见的骨吸收抑制剂有雌激素类、降钙素类、双膦酸盐类、钙剂、地舒单抗等。

（1）雌激素类：例如，括雌二醇、雌酮和雌三醇等，绝经早期（一般指绝经5年以内）补充雌激素，可以预防骨丢失。绝经5～10年以后补充，也可防止骨量继续丢失，但如骨量已经降低，预防骨折的作用较差。

（2）降钙素类：如鲑降钙素等。降钙素的生物学功能及其在骨质疏松症发病中的作用尚不清楚，临床上可以抑制骨吸收，适用于高转换型骨丢失的预防及治疗。还可以降低脊椎骨折发生率，但对髋部骨折率的影响，还缺乏长期的前瞻性的研究资料。此外，降钙素类有中枢性止痛作用，故特别适用于已发生骨折及伴随疼痛的患者。

（3）双膦酸盐类：例如，阿仑膦酸钠等，用于治疗骨吸收加速的疾病，主要适用于绝经后骨质疏松症的预防及治疗，尤其拒绝应用雌激素者，以及男性老年性骨质疏松症等。

（4）地舒单抗：可以直接抑制破骨细胞生成，抑制骨溶解，防止骨丢失。

（5）钙剂：例如，碳酸钙、磷酸钙等。钙剂只有轻微的骨吸收抑制作用，通常作为各种药物治疗的辅助或基础用药。

76 促进骨形成的药物有哪些?

主要是甲状旁腺激素类药物,代表药物是特立帕肽。特立帕肽是人内源性甲状旁腺激素的活性片段,直接作用于成骨细胞刺激骨骼形成,间接增加肠道钙的吸收,增加肾小管钙的重吸收和增强磷酸盐在肾脏的排泄。特立帕肽间歇给药促进骨骼合成代谢,用于治疗骨质疏松症、促进骨折的愈合。此外,双膦酸盐类药物也可以刺激成骨细胞分泌细胞因子抑制破骨细胞。钙剂和维生素 D 及其衍生物作为骨质疏松症治疗的基础药物也具有促进骨形成的作用。

77 双膦酸盐类是如何治疗骨质疏松症的?

双膦酸盐制剂有强力抑制骨吸收的作用,是通过抑制破骨细胞生成、减少破骨细胞活性、减少骨吸收从而达到治疗骨质疏松症的目的,常见的双膦酸盐类药物包括阿仑膦酸钠、唑来膦酸等药物。它可以增加骨密度、降低骨折的发生率,因此适合于治疗骨转换增高、骨密度明显降低,尤其是已有椎体骨折,不适宜或不愿应用雌激素治疗的患者。

阿仑膦酸钠和唑来膦酸治疗骨质疏松症如何使用？

阿仑膦酸钠：给药方式为口服，每天第一次进食 30 分钟前服用，服用后需要直立 30 分钟，频率为 1 周 1 次，可有消化道不良反应。使用 5 年出现平台期。

唑来膦酸：给药方式为静脉滴注，滴注时间需超过 15 分钟（建议 30～60 分钟），用药当天补充水分 500～2 000 ml，频率为 1 年 1 次，可有流感样发热的不良反应。使用 3 年出现平台期。

 特立帕肽是如何治疗骨质疏松症的？ 哪些人应慎用？

特立帕肽给药方式为皮下注射，频率为每天 1 次，可有恶心、肢体疼痛、头痛和眩晕等不良反应。该药物最多使用 24 个月。

对该药物过敏者应禁用。

当有以下情况时应慎用：

（1）活动性或者新近发生的尿结石患者。

（2）肿瘤骨转移或者有骨恶性肿瘤病史者。

（3）除骨质疏松症以外的代谢性骨病。

（4）骨骺开放者。

（5）佩吉特病患者。

（6）先前已有高钙血症患者。

（7）先前接受过骨放射治疗者。

（8）碱性磷酸酶不明原因增高者。

（9）可增加骨肉瘤发生风险，有骨肉瘤家族史者慎用。

80 地舒单抗是如何治疗骨质疏松症的？

地舒单抗可以治疗骨质疏松症，其全称为地舒单抗注射液，是一种人免疫球蛋白 G2 单克隆抗体。地舒单抗注射液在治疗骨质疏松症方面，能抑制破骨细胞的形成与活化，降低骨吸收，增加骨量及改善骨强度。同时，对肝肾功能损害的影响较小，因此可用于肝肾功能损害的患者。总体来说，地舒单抗注射液是《原发性骨质疏松症诊疗指南》中的推荐用药，对于骨质疏松症的治疗是有帮助的。然而，具体使用该药物的情况还需要由医生根据患者的具体病情进行诊断与决定。

地舒单抗适应证：用于骨折高风险的绝经后妇女的骨质疏松症。在绝经后妇女中，本品可显著降低椎体、非椎体和髋部骨折的风险。还可用于骨折高风险的男性骨质疏松症，可帮助患者改善骨量，降低骨折发生的风险。

给药方式为皮下注射，频率为半年 1 次，不良反应罕见。没有使用平台期，可持续使用。注射 10 年骨密度仍然持续增加。

需要注意的是，使用地舒单抗或其他药物治疗骨质疏松症时，都应当注意观察身体反应，如出现不良反应，应立即停止使用并寻求医生的帮助。同时，调整生活方式、规律运动、保证充足的日晒、戒烟限酒等也对治疗骨质疏松症有积极作用。

几种常用抗骨质疏松药物对比

分　类	阿仑膦酸钠	唑来膦酸	特立帕肽	地舒单抗
不良反应	上消化道不良事件	近30%出现流感样症状（发热）	恶心、肢体疼痛、头痛和眩晕	不良反应罕见
给药方式	口服每天第一次进食30分钟前服用服用后需要直立30分钟	静脉滴注滴注时间超过15分钟（建议30～60分钟）用药当天充分补水（补水量500～2 000 ml）	皮下注射	皮下注射
给药频率	1周1次	每年1次	1天1次	半年1次
给药疗程	治疗5年出现平台期*	治疗3年出现平台期*	最多治疗24个月	治疗10年骨密度仍然持续增加
年治疗费用	💰💰💰	💰💰💰	💰💰💰💰💰	💰

81 维生素K对骨质疏松症的防治有作用吗？

维生素K有维生素K_1、维生素K_2、维生素K_3、维生素K_4等几种形式，维生素K_1和维生素K_2是天然存在的。维生素K_2主要由肠道细菌合成，其缺乏与骨质疏松症相关。维生素K能促进钙代谢，对骨质疏松症有防治作用，其参与调控维生素K依赖性蛋白质骨钙素的生成,骨钙素能调节骨骼中磷酸钙的合成。维生素 K 可作用于成骨细胞,促进骨组织钙化,同时还能抑制破骨细胞,增加骨密度。适当补充维生素 K,有助于提高骨骼矿化度,防止骨质疏松症与骨折等意外骨损伤的发生。富含维生素 K 的食物包括发酵酸奶、菠菜、纳豆、圆白菜等。我国已经批准将维生素 K_2 制剂用于骨质疏松症的治疗。

82 为什么骨质疏松症的预防比治疗更重要?

骨质疏松症预防确实比治疗更重要。一般成年男性和女性在 30 岁左右,身体的骨量可以到达巅峰,然后就持续骨钙流失、骨量下降。尽早通过补钙、运动、晒太阳、增强营养等方式,提高骨钙的峰值,就能尽可能推迟骨质疏松症发生的时间。当骨质疏松症等患者出现症状时,骨质疏松症往往已经很严重了,再通过药物治疗,就很难恢复骨密度。

目前对骨质疏松症的骨小梁变细、变薄,可以有办法改善,使其转粗和变厚,从而增加骨量,增强抗骨折的生物力学强度,但尚不能使已断裂的骨小梁再连接。因此对本病应及早预防,在儿童期就应开始予以重视,保证足量钙的摄入,坚持锻炼,以获得理想的骨峰值;同时避免各种危险因素,预防和减少骨量的丢失,延缓骨质疏松症的发生。一旦骨小梁明显纤细而断裂,就难以使其衔接恢复,所以说预防比治疗更为重要和实际。

预防的最终目的,就是早期发现、早期治疗,防止骨质疏松性骨折的发生。一旦发生了骨质疏松性骨折,它对于患者的影响是巨大的,所以预防大于治疗。

83 骨质疏松症的预防应从哪些环节着手?

主要抓紧两个环节:一是争取获得满意理想的骨峰值;二是预防并减少骨量的丢失。

(1)获得满意理想的骨峰值:骨峰值决定于遗传因素和环境因素。骨质疏松症可能是多基因疾病,其可能的基因包括维生素 D 受体基因。环境因素中以合理膳食,自幼足量的钙摄入和少年时适量运动,尤其负重锻炼最为重要,这些都可以使骨峰值增高。

(2)预防并减少骨量的丢失:适量的运动有利于防止骨量丢失,而长期制动可加速骨量丢失。锻炼对于老年人和骨质疏松症患者的重要益处在于可以提高活动的应变性、反应的敏捷性、肌肉强度和协调能力,进而降低跌跤的可能。预防骨量丢失可在任何年龄,但适宜给予干预措施的时间是绝经后,尤其适用于高危人群。

在骨质疏松症出现疼痛时可以进行热敷缓解,避免摔跤、骨折等情况的发生;适当运动、多晒太阳、增加补钙等,多能缓解和预防骨质疏松的发生。患者在治疗骨质疏松症的时候也应避免一些误区,防止病情的加重。

84 骨质疏松症的预防有哪些具体措施?

骨质疏松症的预防措施主要包括以下 5 点:

(1)生活方式:增加日晒,因为太阳照射可以促进体内维生素 D 的合成,而维生素 D 是促进钙吸收的非常重要的激素;严格戒烟和限制酒精摄入;减少高盐和高咖啡因的食物。

(2)运动:要适当地运动。比如太极拳、慢跑等都是非常适合骨质疏松症患者的运动,一方面运动可以促进骨密度的增高,另一方面运动也可以改善机体的平衡能力,预防跌倒,减少骨折的发生。

(3)饮食:应该注重饮食中钙的摄入量,像牛奶、奶制品、豆制品都是含钙非常高的食物。但是有时候单纯通过饮食可能很难达到足够的钙的摄入量,这种时候注意补充钙片也显得非常重要;大多数补钙的药物都是可溶性的,服用后要多喝水,这样钙离子才能更好更快地被人体吸收。

(4)定期进行骨密度等检查:根据检查结果服用合适的抗骨质疏松药物来预防。

(5)注意药物对骨密度的影响:老年患者当中,可能会合并多种慢性疾病的存在。在长期服用某些药物的时候,一定要注意药物对骨密度的影响。如果是本身可能会造成骨密度下降的药物,这时候对骨质疏松症的治疗应该更加积极。

85 为什么预防骨质疏松症需要清淡低盐饮食?

预防骨质疏松症的建议中包括进食清淡低盐饮食,主要是因为高盐饮食与钙的流失有关,这可能会加剧骨质流失,从而增加骨质疏松症的风险。详情如下:

钙的排泄:高钠饮食会导致尿液中钠含量增加,当身体排泄钠时,同时也会排泄更多的钙。这是因为肾脏在排泄钠时,也会通过尿液排泄钙,这样就会降低体内的钙水平;而钙是维持骨骼健康的关键矿物质。

血压和心血管健康:高盐饮食还与高血压和心血管疾病有关。这些条件可以降低身体的整体健康状况,包括骨骼健康。

钙吸收:过量的盐可能会影响肠道对钙的吸收,进一步减少可用于骨骼建设的钙量。

为了预防骨质疏松症,建议采用平衡的饮食,包括足够的钙和维生素 D 来支持骨骼健康,同时限制食盐的摄入量。除了饮食以外,定期进行体重负重运动、避免吸烟和限制酒精摄入也是预防骨质疏松症的重要部分。

总之,清淡低盐饮食有助于减少钙的流失,从而有助于维持骨骼健康,预防骨质疏松症。然而,个人的具体饮食建议应该与医疗专业人员讨论,以确保满足个人的营养需求。

86 高蛋白的饮食对骨质疏松症的防治是否有用?

蛋白质是构成骨组织的重要成分,那么高蛋白饮食就有利于骨的健康和防治骨质疏松症吗? 应该说这种认识是不全面的。高蛋白饮食对骨质疏松症的防治的影响是双面的,既有可能的益处,也有潜在的风险。

(1)可能的益处

骨骼平衡:蛋白质是骨骼的主要组成部分之一,对于维持骨骼健康和修复至关重要。足够的蛋白质摄入有助于维持肌肉质量,这对于保护骨骼和预防跌倒(可能导致骨折)非常重要。

增强肌肉力量:蛋白质有助于增强肌肉力量和质量,这对于支撑骨骼和维持身体平衡至关重要。

增加骨密度:有研究表明,适量的蛋白质摄入可能与增加的骨密度、降低骨折风险有关。

(2)潜在的风险

钙流失:过多的蛋白质摄入,尤其是动物蛋白,可能会导致体内钙的流失。这是因为代谢动物蛋白时,会产生硫酸盐,这需要用钙来中和,从而可能通过尿液排出体外。

肾脏负担:高蛋白饮食可能会增加肾脏的负担,尤其是在已有肾脏问题的个体中。

因此,对于骨质疏松症的防治来说,重要的是摄入适量的蛋白质。建议从多种食物来源摄取蛋白质,包括植物性和动物性食品,以确保获得所有必需氨基酸,并保持整体营养平衡。

平衡饮食应该包括足量的钙和维生素 D,以及足够的蛋白质来支持骨骼和肌肉健康。在调整饮食习惯时,最好咨询医生或营养师,以确保饮食计划符合个人的健康状况和营养需求。

87 骨质疏松症可以治愈吗?

骨质疏松症是否可以治愈,要看是什么原因导致的骨质疏松症。

(1)原发性骨质疏松症:一般不可以治愈,原发性骨质疏松症是一种慢性疾病,是因为绝经后造成的雌激素缺乏,还有增龄、老龄化,还有不知道什么原因特发性的骨质疏松症所导致。所以从发病机制就可以看出来,这种原发性骨质疏松症不能根治,因为没有办法干预人体的自然绝经,也不能干预老龄化,或者是增龄的自然现象。对于特发性的骨质疏松症本身原因就不清楚,所以找不到病因,也就没有办法去根治。

(2)继发性骨质疏松症:如果是已知的某些疾病或者药物所导致,对于这种继发性骨质疏松症,如果原发病能够根治,在给予合理的抗骨质疏松治疗后,有可能会根治继发性骨质疏松症。当然这种前提条件是原发病可以根治,同时患者没有合并老年性或原发性骨质疏松的情况下,才有根治的可能。

88 骨质疏松症的治疗需要终身进行吗？

骨质疏松症的治疗通常是长期的，而且在很多情况下可能需要终身管理。骨质疏松症是一种慢性疾病，它涉及骨骼密度和质量的下降，导致骨骼变得脆弱并增加了骨折的风险。治疗的目的是减缓骨质流失、增强骨密度、预防骨折，并改善患者的生活质量。

骨质疏松症的病因主要有原发性和继发性两种。原发性骨质疏松症主要见于绝经后骨质疏松症和老年性骨质疏松症。而继发性骨质疏松症，有药物性骨质疏松症，还有一些恶性肿瘤（如多发性骨髓瘤）可以导致骨质疏松症。这些疾病，都无法治愈，所以骨质疏松症治疗是伴随终身的一种疾病。

由于骨质疏松症是一种与年龄相关的疾病，随着年龄的增长，骨质流失可能会加速。因此，即使症状得到了控制，仍然需要持续关注和可能的治疗调整，以适应身体随时间的变化。患者应该与医疗专业人员合作，制定个性化的治疗计划，并定期评估治疗效果和调整治疗方案。

89 骨质疏松症的疼痛如何缓解？

骨质疏松比较常见的症状就是腰背部的疼痛，这也是很多患者前来就诊的主要原因。一般轻到中度的疼痛经过规范的抗骨质疏松治疗之后都会有比较明显的缓解，特别是目前常用的抗骨质疏松药物，包括降钙素、双膦酸盐和地舒单抗，都能很好地改善疼痛。但是针对比较严重的疼痛，或者是经过治疗之后无法缓解的疼痛，甚至出现身体的活动受限，一定要非常警惕有没有新发骨折的发生。特别是在严重的骨质疏松症患者当中，常常是在负重之后出现椎体的严重疼痛。拍 X 线片可以看到椎体的压缩变扁时，就只有通过手术才能够缓解。所以当骨质疏松症患者出现疼痛时，首先需要经过规范的抗骨质疏松治疗，当疼痛无法得到缓解时，还需要注意排查是否是合并椎体的压缩性骨折。

90 骨质疏松症治疗久了仍不见明显成效，可以自行停药吗？

骨质疏松症的治疗是长期的、缓慢的过程，不能擅自停药。尽管患者自己在短时间内可能感受不到疗效，但是也必须按照医嘱用药或停药。

骨质疏松症是人体老化的过程，到一定的年龄可能都会出现骨质疏松症状，治疗也相当于延缓人体骨骼衰老的过程，在这个过程中，可能会运用到补钙药物，如常接触到的钙片、维生素 D，都会促进钙的吸收，帮助人体吸收钙质。同时也还会用到防止钙流失的药物，如福善美或者是降钙素、双膦酸盐之类的药物。这类药物包括钙剂，都需要长期、序贯性的治疗，一旦长时间停药，会再次出现骨丢失和骨密度下降。

91 骨质疏松症治疗后能完全恢复骨密度吗？

不可能完全恢复。钙并非以离子和分子的形式被吸收，必须与蛋白结合后才容易吸收，并要把钙沉积到骨骼中，因此骨质疏松症并非身体内缺钙，而是骨骼缺钙，光吃药补钙不行，因为骨骼并非单纯由钙组成，而是由胶原、蛋白质、酶、多糖、碱性磷酸钙、磷等组成的。

人体内有自己的骨库，大约35岁之前从食物中补充的钙可存入"钙银行"，而35岁后钙就开始慢慢流失；45岁后由于食物中补充的钙只能应付每日的尿钙排泄，每日排出钙大约有10 g，而非补充到骨骼中。骨质疏松症患者希望在治疗后骨密度有大幅度回升，或者恢复正常是不太可能的，因为没有一种药可以做到恢复骨密度。骨质疏松症患者只要坚持治疗，骨丢失不再继续恶化，不再发生骨折就算成功。骨质疏松症的治疗经过饮食调整、晒太阳、康复锻炼及药物治疗后，骨密度是可以得到很好的提升。

92 骨质疏松后能运动吗？

可以运动，但是要科学运动。运动疗法可以有效提高骨质疏松症患者的腰椎、股骨颈、髋关节的骨密度,显著降低骨质疏松性骨折的风险。但是一定要注意安全,选择适合自己的运动方式,防止跌倒,避免运动过量或者强度过大,以防颈椎和腰部受损,给骨骼增加负担。

对于骨质疏松症患者,推荐以下运动:

（1）有氧负重运动:例如,步行、慢跑、跳舞或低冲击有氧运动,可以帮助增强骨骼。

（2）肌力训练:使用哑铃、健身器械或自身体重进行的练习,可以加强肌肉和骨骼。

（3）平衡和协调训练:例如,太极或瑜伽,可以提高平衡能力,减少跌倒的风险。

（4）柔韧性训练:伸展运动可以改善关节活动范围和灵活性。

在开始任何新的运动计划之前,骨质疏松症患者应该先咨询医生,以确保所选的运动适合自身的健康状况。某些高冲击或高风险的运动可能不适合骨质疏松症患者。

总之,适当的运动是有益的,但应该在专业指导下进行,以确保运动的安全性和有效性。

93 骨质疏松症患者应该避免哪些运动？

骨质疏松症的禁忌运动一般包括踢足球、长跑、跳高等剧烈运动,防止骨稳定性下降导致摔倒,出现骨折。

(1)踢足球:这属于一种比较剧烈的运动,同时需要进行快速、精确和有力的动作。在运动过程中,可能会因为骨质疏松症,导致骨骼脆性增强而引起骨折。

(2)长跑:通常需要较高的耐力及体力,同时也会使骨骼处于持续性应力状态。出现骨质疏松以后,进行长跑后可能会因为长期应力,以及跑步时的震荡冲击,导致骨质负担加重,引起骨质破坏,使病情加重。

(3)跳高:骨质疏松症通常会导致骨骼稳定性下降,以及脆性增加,此时如果进行跳高,可能会因为肢体不稳,或者骨骼承受不了较强的冲击力,引起骨折。同时,也可能会因为跳高时,需要多次进行弯曲和伸展,导致椎间盘和关节压力增加,引起损伤或者骨折。

此外,也需要避免滑雪、打篮球、跳远等运动。建议患者在专科医生的指导下,采取正规治疗帮助改善病情,防止病情发展影响正常生活和工作。

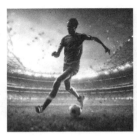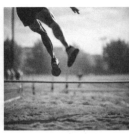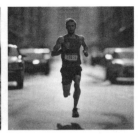

骨质疏松症患者应避免的运动(踢足球、跳高、长跑)

94 哪些食物和饮料可能会影响钙的吸收？

钙是人体必需的矿物质之一，对于骨骼、牙齿、神经和肌肉等生理功能的维持至关重要。然而，很多人在享受美食的同时，却忽视了食物对钙的影响。以下食物和饮料正在悄悄偷走你的钙。

（1）碳酸饮料含有大量的磷酸盐，这些磷酸盐会与钙结合，形成难溶的磷酸钙沉淀物，从而减少钙的吸收。长期大量饮用碳酸饮料，容易导致钙流失，增加骨折的风险。此外，碳酸饮料中的糖分也会影响钙的吸收，因为糖会与钙竞争进入肠道，影响钙的吸收。因此，为了骨骼健康，建议尽量减少碳酸饮料的摄入。

（2）咖啡和浓茶中都含有咖啡因，咖啡因会抑制钙的吸收。研究发现，每喝一杯咖啡或浓茶，钙的吸收率就会降低40%。因此，喜欢喝咖啡和浓茶的人要注意控制摄入量，以免影响钙的摄取。此外，咖啡和浓茶中的鞣酸还会影响钙的吸收，故最好避免在餐后立即饮用这类饮品。

（3）高盐食物会导致钠的排泄增加，而钠的排泄过多会增加尿钙的排放，从而导致钙的损失。因此，过量食用高盐食物（如腌制食品、咸菜、熏肉等）可能会导致钙不足。为了保持骨骼健康，建议控制高盐食物的摄入，多吃新鲜蔬菜和水果。

（4）加工肉类（如火腿、香肠、腊肉等）中含有较多的亚硝酸盐，亚硝酸盐会与食物中的钙结合生成亚硝胺类物质，这些物质具有致癌性。同时，亚硝酸盐还会导致钙的流失。因此，为了骨骼健康,建议尽量减少加工肉类的摄入。

(5)高磷食物(如奶制品、豆制品、坚果等)会与食物中的钙竞争吸收,从而降低钙的吸收率。虽然磷也是人体必需的矿物质之一,但过多的磷摄入仍会对骨骼健康产生不良影响。因此,建议适量摄入高磷食物,以保持钙的平衡摄取。

(6)酒精会影响肝脏对维生素D的合成,而维生素D对于钙的吸收至关重要。长期大量饮酒会导致维生素D缺乏,从而影响钙的吸收和利用。因此,为了骨骼健康,建议适量饮酒或者戒酒。

(7)高脂肪食物(如油炸食品、肥肉等)会影响钙的吸收。研究发现,脂肪会与钙形成复合物,使得钙更难被肠道吸收。因此,为了骨骼健康,建议减少高脂肪食物的摄入。

总之,要想保持骨骼健康,除了保证足够的钙摄入外,还需要注意饮食结构的合理搭配。在日常饮食中,我们应该多摄入富含钙的食物(如牛奶、豆腐、绿叶蔬菜等),并注意避免上述可能影响钙吸收的食物。同时,保持良好的生活习惯(如适量运动、戒烟限酒等),也有助于维护骨骼健康。

95 哪些药物可能降低骨密度?

(1)治疗糖尿病的格列酮类药物:糖尿病会对身体内的骨代谢产生影响,其中胰岛素缺乏和高血糖状态可能是主要原因。胰岛素缺乏或作用不足会影响骨基质的形成和矿化，而高糖状态也可能通过不同途径引起骨代谢紊乱。治疗糖尿病时，常用格列酮类药物，也称为胰岛素增敏剂，可有效改善胰岛素功能和调节糖代谢紊乱。但如果不注意血糖控制，过量使用这类药物仍会影响患者的骨密度。研究表明，格列酮类药物可能会导致老年糖尿病患者骨量流失。

（2）糖皮质激素：常用于治疗风湿性疾病。糖皮质激素有抗炎、抗免疫、抗休克等作用。因此，糖皮质激素在临床上应用极为广泛。激素类药物在治疗内分泌不足、严重感染或炎症、自身免疫性或过敏性疾病及血液病等方面具有显著疗效。药物不可避免会带来一定的副作用，糖皮质激素也不例外。长期超生理剂量使用糖皮质激素可能影响机体食欲，破坏人体的消化和吸收功能，导致体重下降，甚至可能导致性腺萎缩、内分泌功能失调，从而使机体发生骨量丢失。

（3）甲状腺激素：在治疗甲状腺肿大时，常用甲状腺激素或促甲状腺激素。此外，甲状腺激素还可用于治疗先天性甲状腺功能减退、甲状腺切除术后的替代疗法，以及慢性淋巴性甲状腺炎、甲状腺癌手术后的抑制治疗等。长期过量服用甲状腺激素或促甲状腺激素，会影响骨细胞和破骨细胞之间的相互作用，导致骨吸收和骨形成失衡，从而影响骨密度。当体内多种激素相互作用、干扰时也会影响到骨代谢。长期使用外源性甲状腺素作为替代疗法，会干扰激素的调控，从而影响骨代谢。对于一些雌激素相对缺乏的更年期女性患者来说，这可能加重骨质疏松症。

（4）治疗胃病的抑酸剂：慢性胃炎、消化性溃疡、幽门螺杆菌感染等疾病常使用抑酸剂治疗，如奥美拉唑、艾司奥美拉唑、雷贝拉唑、艾普拉唑等，以减少胃酸对胃黏膜的损伤。这些药物可能会降低身体对钙的吸收，因为小肠对钙的吸收效率受肠内 pH 影响，而质子泵抑制剂的强大抑酸作用会升高肠内 pH，从而影响小肠对钙的吸收。因此，在使用这些药物时应引起注意，最好咨询医生以获得更具体的治疗建议。

第六篇
骨质疏松症的中医药、
饮食等其他治疗方法

96 中医是如何认识骨质疏松症的？

中医对骨质疏松症的认识和现代医学有所不同。在中医理论中，骨质疏松症通常与肾功能衰退、气血亏虚、脾胃功能不足等因素有关。中医认为"肾藏精，精生髓，髓化为骨"，因此肾的健康状况直接影响到骨骼的强健。

（1）骨质疏松症发生的中医病因

肾精亏虚：中医认为肾精是构成骨骼和骨髓的基本物质。随着年龄的增长，肾精可能会逐渐亏损，导致骨骼变得脆弱和疏松。

气血不足：气血是维持人体各种生理功能的基础。气的不足可能导致骨骼不能得到充分的滋养，血的不足则可能导致营养物质输送不足，从而影响骨骼健康。

脾胃虚弱：中医认为脾胃是后天之本，是气血生化的源泉。如脾胃功能不足，可能导致食物中的营养物质转化不足，影响骨骼的营养供给。

（2）中医治疗骨质疏松症的方法

中药治疗：使用补肾填精、益气养血的中药，如熟地黄、山茱黄、黄精、当归、黄芪等，以增强骨骼的健康。

食疗调养：推荐食用一些有助于补肾、健脾、养血的食物，如黑芝麻、核桃、红枣、黑豆等。

针灸治疗：通过针灸特定穴位，如肾俞、脾俞、三阴交等，来调节身体的气血平衡，促进骨骼健康。

太极和功法：练习太极拳、五禽戏等功法形式，以增强身体的整体平衡和协调能力，同时也有助于气血的流通。

中医治疗骨质疏松症强调整体调理和预防，通过多种方法综合治疗，以达到调和阴阳、平衡内脏功能的目的。然而，中医的治疗方法通常需要根据患者的具体体质和病情进行个性化调整。在采用中医治疗时，患者应寻求合格的中医师的指导。

97 中药治疗骨质疏松症有何优势？

中医治疗骨质疏松症的优势体现如下：

（1）个体化：中医治疗根据患者严重程度、体质，确定基本证型，采用不同治疗方法治疗。

（2）补肾：肾虚是骨质疏松症形成的根本原因。中医治疗骨质疏松症常以补肾壮骨为基本原则。伴有经常出汗的患者可用滋阴补肾的方法，伴有畏寒的患者可用温阳补肾的方法。

（3）健脾：脾虚是发生骨质疏松症的促进因素。对于脾胃功能差，伴全身乏力的患者，可用健脾益气方法。对于脾胃障碍，伴腹泻、腹痛的患者,可用健脾止泻的方法。

(4)活血:通过活血化瘀方法,可以改善血液循环,促进骨骼营养物质的输送,改善骨质疏松症患者出现的疼痛。

中医治疗骨质疏松症是一个多途径、个体化的治疗过程,在减轻症状、改善预后、降低骨折发生率等方面,优势明显。

98 适用于骨质疏松症的中药有哪些?

骨质疏松症患者可以吃的中药有很多,主要分为中药方剂、中成药及其他类药物,但是不建议患者自行购药服用,需要患者到中医骨科就诊,遵医嘱服用合适的中药治疗。

(1)中药方剂:中药方剂一般采取煎熬的方法,制作成汤剂服药,如桃红四物汤、独活寄生汤等,都是选用一些益气补血、强筋健骨的中药材熬制而成,常用中药包括川牛膝、菟丝子、补骨脂、骨碎补、杜仲等,遵照医嘱按照疗程服用,治疗效果更佳。

(2)中成药:以多种中药加工制成,临床可分为胶囊、丸剂、片剂等多种类型,骨质疏松症患者遵医嘱适当服用,能够起到强筋健骨的作用,常用药物有仙灵骨葆片、强骨胶囊、骨疏康胶囊、骨筋丸胶囊等。

(3)其他药物:临床为方便患者服药,一般会将中药加工制作成颗粒或者粉状,是一种新型的中药饮片,不用煎熬,直接开水冲服即可,如熟三七粉、西洋参粉、独一味颗粒等,能起到改善骨吸收和骨代谢作用,增强骨的强度,有效地治疗骨质疏松症。

在治疗骨质疏松症的过程中,还可以同时搭配服用西药,如碳酸钙 D_3 片、阿仑膦酸钠片、阿法骨化醇软胶囊等,也可注射鲑降钙素注射液、地舒单抗等,适当户外运动,多喝牛奶、晒太阳等方法促进钙吸收,有益骨骼健康。

99 针灸推拿能防治骨质疏松症吗?

骨质疏松症是由于多种原因导致的,针灸推拿并不能够直接治疗骨质疏松,但针灸和推拿是中医的两种传统治疗方法,它们在预防和治疗骨质疏松症方面可能有一定的作用。以下是这两种方法可能发挥作用的原理:

(1)针灸:针灸通过刺激身体特定的穴位,可以调节气血,促进血液循环,增强肾脏功能,从而有助于改善骨骼的营养状态和促进骨骼健康。针灸还能够调节内分泌系统,可能对促进钙质吸收和骨质形成有积极影响。

(2)推拿:推拿(或称按摩)通过手法对身体进行按压、摩擦等操作,可以缓解肌肉紧张,改善局部血液循环,增强肌肉和韧带的强度,从而间接地帮助支撑骨骼。此外,推拿还能够促进气血流通,对于调整身体机能和预防疾病有一定的帮助。

虽然针灸和推拿在理论上可能有助于预防和治疗骨质疏松症,但目前科学研究对这些方法的效果和作用机制尚未有充分的证据支持。因此,它们通常被视为辅助治疗方法,用于与常规的药物治疗和生活方式调整相结合。

在实际应用中,针灸和推拿的效果会因个体差异而异,并且应当由经过专业培训的医生或治疗师来执行,以确保安全性和适宜性。对于骨质疏松症患者来说,还需要注意防止在治疗过程中造成骨折等损伤。

总之,针灸和推拿可能对于骨质疏松症有一定的预防和治疗作用,但应在专业医生的指导下,作为综合治疗方案的一部分来进行,并且需要更多的科学研究来验证其的有效性。

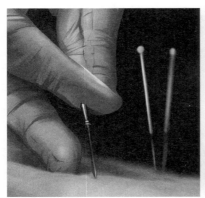 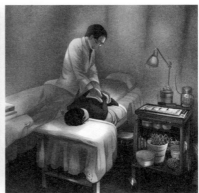

针灸和推拿

100 **少吃甜食有益于防治骨质疏松症吗?**

少吃甜食对于防治骨质疏松症可能是有益的。糖是生命活动的必需物质,它既能提供热能、参与某些营养素的体内代谢,是构成机体的神经组织、结缔组织、细胞的一种重要物质,又有保肝解毒的作用。但糖的摄入量并非越多越好,高糖饮食与多种健康问题相关,包括肥胖、2 型糖尿病和心血管疾病,这些状况都可能间接或直接影响骨骼健康。以下是少吃甜食可能有助于防治骨质疏松症的原因:

(1)影响钙的吸收和排泄:高糖饮食可能会影响身体对钙的吸收和利用。钙是构成骨骼的主要矿物质,对于维持骨骼健康至关重要。过多的糖分摄入可能导致尿液中钙的排泄增加,减少可用于骨骼健康的钙。

(2)影响激素平衡:糖分的摄入会影响胰岛素分泌,长期高糖饮食可能导致胰岛素抵抗。胰岛素抵抗会影响其他激素的平衡,包括那些影响骨骼代谢的激素,从而可能对骨骼健康产生不利影响。

(3)促进炎症:高糖饮食与系统性炎症增加有关。慢性炎症可能会干扰骨骼的重建过程,导致骨质流失。

(4)酸碱平衡:过多的糖分摄入可能导致体内的酸碱平衡偏离正常水平。身体为了中和这种酸性环境,可能会从骨骼中释放更多的矿物质(如钙),这也会导致骨质流失。

(5)影响营养素的平衡:高糖食品通常营养价值较低,可能导致其他对骨骼健康至关重要的营养素(如维生素 D、镁和磷)的摄入不足。

因此,为了维护骨骼健康,建议采取平衡饮食,减少糖的摄入,并确保摄入足够的骨骼健康必需的营养素。同时,结合适量的体育活动,不仅可以帮助提高骨密度,还能改善整体的健康状况。如果您担心骨质疏松症或其他健康问题,请咨询医生或营养师,以获得个性化的建议和指导。

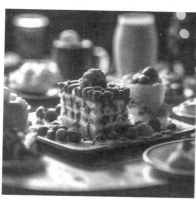
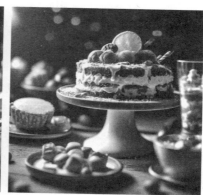

常见甜食

101 饮用牛奶及奶制品防治骨质疏松应注意什么?

经常饮用牛奶及奶制品可以有效地预防骨质疏松症,但在饮用过程中不注意以下几点,也会影响钙的吸收,造成钙的流失。

(1)普通牛奶中含有饱和脂肪酸,摄入过多会增加血清胆固醇水平,可导致动脉粥样硬化,所以最好饮用脱脂牛奶。

(2)牛奶加热时应不断搅拌,使钙盐溶入奶液中,防止磷酸钙沉淀,造成钙、磷的不必要损失。

(3)牛奶不宜与含有植酸、草酸及含膳食纤维较多的食物同时食用,以免与牛奶中的钙结合凝集沉淀,影响钙的利用,如菠菜、浓茶等。

（4）牛奶中加入适量的维生素 A、维生素 D,成为"复合奶",可增加人体对钙、磷的吸收。

（5）牛奶和奶制品中含有乳糖,人体饮用牛奶后需要乳糖酶来消化乳糖。老年人乳糖酶的活性衰退,乳糖不易被消化吸收,可引起腹胀、腹泻。酸奶是经乳酸杆菌发酵而成,部分乳糖已分解为乳酸,可刺激胃液的分泌,促进消化吸收。

（6）每日在饮用牛奶及奶制品的同时,增加适当的体育锻炼,保证适量的光照,这样牛奶及奶制品中的钙更易吸收。

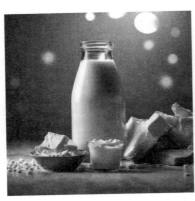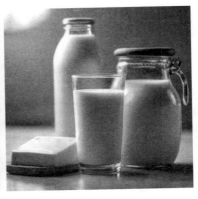

常见牛奶及奶制品照片

102 适用于骨质疏松症的天然食品有哪些？ 食物品种搭配和烹饪时应注意什么？

许多天然食品具有防治骨质疏松症的作用,如粮食中的梗米、粟米、糯米、小麦、黄豆、绿豆、扁豆等;副食品中的豆腐、瘦肉、肝、火腿、牛奶、羊肉、羊乳、鸡肉、鸡蛋鸭蛋、鳝鱼、鲤鱼、鲫鱼、蟹、鳖肉、虾、龙虾、海参、紫菜、芥菜、葡萄、番茄、胡萝卜、黄瓜、木耳、蘑菇等,经常食用这些食品,对于老年人的骨骼健康大有益处。

老年人根据自身的生理特点与实际的营养需求,合理调整饮食结构十分重要。

(1) 食物品种要多样化:各种食品所含的营养素各不相同,任何单一的食品不能提供人体对全部营养素的需求,需要加以合理搭配。食物品种的多样化可维持与调节人体生命活动的全过程。特别是老年人更要纠正不良的饮食习惯,长时间偏好某一种或几种食品,会使钙、蛋白质、维生素及所需的微量元素摄取不足,造成骨质疏松症。多种多样的饭菜品种,各色各样的粮、菜、荤、素搭配能刺激老年人的食欲。

(2) 主食要做到粗细搭配:日常膳食多数以大米或面粉作为主食,其营养价值与消化吸收率比杂粮要高,但杂粮如玉米、荞麦中的某些成分(如维生素类)的含量比细粮要高,适量食用一些粗粮对调整口味、增进食欲、改善营养大有好处。

(3) 动物性食品与植物性食品要合理搭配:动物性食品富含优质蛋白质与人体必需的氨基酸,而植物性食品除大豆富含优质的大豆蛋白外,人体所必需的氨基酸含量少而且不齐全。动物性食品所含的饱和脂肪酸多,过量摄入可使血清胆固醇升高,易发生动脉粥样硬化,而植物性食品中则富含不饱和脂肪酸和多不饱和脂肪酸。由于人体不能合成不饱和脂肪酸与多不饱和脂肪酸,

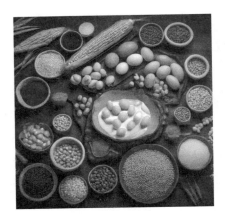

丰富的食物

必须从植物性食品中摄取,故应对动物性食品与植物性食品加以合理搭配食用,否则容易引起骨代谢异常。

合理的烹调方法可避免营养素的损失与破坏。

大米食用时要少洗少搓,不要随意丢弃米汤;面食加工时要少加碱或不加碱;要尽量吃新鲜蔬菜,缩短新鲜蔬菜贮藏时间,减少营养素的损失;蔬菜要先洗净而后切碎,要急火快炒;做汤时要在水沸后再下菜,尽量缩短烹调时间,以减少钙的流失;在煮干果或干菜时,要用原浸泡液,不使钙质损失;用高压锅烹调或蒸菜,可减少营养素破坏;用微波炉加热、烹调,容易保留食品中的矿物质。

罐头食品中的食品汁液富含钙、磷等矿物质,要充分利用,不要随意丢弃;冷冻食品不要预先解冻,以免矿物质随解冻液体流失,故要求食品在冷冻前洗净包装,冷冻时间也不要过长;生吃瓜果,最好要削皮食用;虽瓜果的外皮富含矿物质,但容易受到农药与细菌的污染,同时色泽鲜艳的果皮中含有类黄酮,有抑制甲状腺功能的作用,会造成钙代谢紊乱;含有草酸类蔬菜如菠菜、甜菜,不要与豆腐、牛奶及高脂肪食品(如肥猪肉)同餐,以免形成不易被吸收的草酸钙与脂肪酸钙,影响钙的吸收、利用。

103 如何选择合适的体育锻炼项目防治骨质疏松症？

体育锻炼可以祛病健身，也是防治骨质疏松症的重要措施之一，但必须掌握科学的锻炼方法，不能单凭热情，盲目锻炼，否则不仅无益，还可能引起运动性损伤，对健康有害。

不同年龄段人群选择锻炼项目应各不相同：

（1）儿童与青年应选择诸如跑步、足球、篮球、排球、体操等活动量大的运动项目。

（2）成年人则应选择诸如健身操、长跑、登山、乒乓球、羽毛球等运动项目，可维持较高的峰值骨量，延缓骨量的丢失。

（3）老年人要根据自身的年龄与健康状况、特点与爱好，选择合适的运动项目。一般选择以活动各关节、各肌群为主的运动，如行走、慢跑、广播体操、健身操、太极拳、易筋经、八段锦、游泳、门球等。这些活动能刺激骨骼，增加与维持骨量，防止骨量过多丢失，同时还能增加肌肉的舒缩力量，有效防止因骨质疏松引起的骨折。不可选择强度过大，速度过快，较为剧烈的运动项目。运动负荷过大，容易引起骨折及关节、肌肉、韧带等的损伤，也可引发其他心血管方面的疾病，故要求在选择体育项目之前，做一次较为全面的体格检查，最好是根据医生的意见或建议，结合自身的健康状况，选择合适的运动项目。

（4）年老体弱、骨质疏松症严重、日常生活不能自理者，可在室内散步、行走，也可采用坐姿做各关节运动。对于长期卧床的患者可采用卧位自主锻炼各个关节,又可做被动活动。活动目的是防骨量进一步流失,对预防压疮、肺炎、泌尿系统感染或结石十分有益。

骨质疏松症患者运动还需要注意以下4点:

第一,确诊骨质疏松症的患者,在运动前,需要咨询医生,评估病情,选择合适的运动方式。值得注意的是,运动不能代替药物治疗。

第二,运动前后要充分热身、拉伸,不同的人根据自身的运动能力,酌情调整运动强度,遵循循序渐进的原则。

第三,尽量不参加高冲击性的运动,如跳绳,避免向前弯曲、过度旋转(转腰)、仰卧起坐等动作。

第四,不要盲目进行不熟悉的运动,从做一些自己感到舒服的运动开始,逐渐增加运动强度。运动后如果出现持续疼痛,往往可能是运动损伤,需要及时就医。

最后要强调的是,治疗骨质疏松症并不是我们通常认为的多运动、补补钙就可以了,而是包括生活方式调整、运动康复和服用抗骨质疏松药物等在内的综合性、长期性治疗过程。对已确诊骨质疏松症或患骨质疏松症风险较高的患者,一定要到医院寻求规范化的治疗。

104 为什么太极拳可以防治骨质疏松症?

太极拳是一种温和的体育活动,它结合了深呼吸、放松和流

畅的运动。打太极拳对身体有增强心脏功能、防止骨质疏松、促进肠道消化等好处,具体如下:

(1)增加肌肉力量:太极拳通过缓慢和有控制的动作增强肌肉,这有助于支撑和保护骨骼,同时提高肌肉力量也可以增加骨密度。

(2)改善平衡和协调:太极拳的练习有助于提高平衡能力和身体协调性,从而减少跌倒的风险。跌倒是导致老年人骨折的主要原因。

(3)促进骨骼健康:有研究表明,定期进行太极拳等体育活动可以促进骨骼健康,有助于维持或增加骨密度。

(4)减轻应激和炎症:太极拳的放松效果可以减轻身体的应激反应和炎症,这可能有助于改善骨骼的代谢和健康。

(5)提高整体健康:太极拳可以改善心血管健康、增强免疫系统、减轻疼痛和改善心理健康,这些都是促进长期身体健康和预防疾病的重要方面,包括骨质疏松症。

(6)适合所有年龄和体能水平:太极拳是一种适合所有年龄和体能水平的人群的运动,特别是对于老年人来说,它是一种安全的锻炼方式,无须担心受伤。

总的来说,太极拳通过提高肌肉力量、改善平衡和协调、促进骨骼健康、减轻应激和炎症,以及提高整体健康,有助于预防和治疗骨质疏松症。太极拳应该作为一个全面的生活方式和治疗计划的一部分,与适当的饮食、营养补充和医疗建议相结合,以最大限度地预防和管理骨质疏松症。如果您对开始太极拳或其他锻炼计划有疑问，请咨询医疗专业人士。

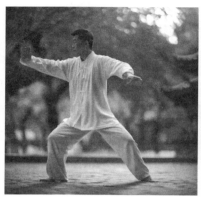 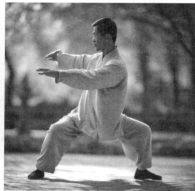

太极拳

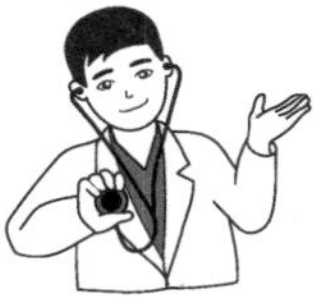

第七篇 骨质疏松性骨折相关问题

105 什么情况下应该怀疑发生了骨折?

骨折是日常生活中经常遇到的问题。有人认为骨头断了就是骨折，其实这种认识并不全面。老年人患有骨质疏松症，发展到一定程度，可导致椎体压扁、塌陷，也叫骨折，称为椎体压缩性骨折，大都在患者不知不觉中发生。因此，在日常生活中一定要警惕，尤其老年人更应注意。如果怀疑有骨折，应及时去医院检查，以确定有无骨折存在。

造成骨折的原因很多，大致可分为两种：一种是暴力引起的骨折，如车祸、高处坠落、被重物挤压、严重摔伤等；另一种是病理性骨折，如骨肿瘤、骨结核、佝偻病、软骨病、骨质疏松症及成骨不全等患者，骨头本身已有病变，此时轻微外力即可造成骨折，有时甚至日常生活，如开窗、咳嗽、伸腰或提水壶等简单动作也可造成骨折。了解骨折的原因，对于预防、诊断和治疗骨折是十分重要和有利的。

骨折的一般表现是局部疼痛、肿胀和活动功能障碍，患者可以通过骨折的特有体征判断是否发生骨折：

（1）畸形：骨折段移位可使患肢外形发生改变，主要表现是肢体变短或者有不正常的角度形成等。

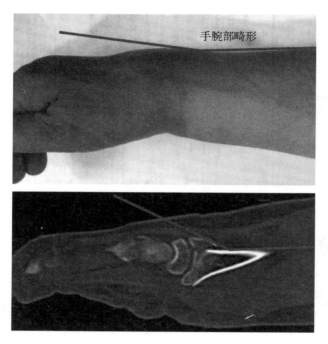

手腕部畸形

桡骨远端骨折畸形

（2）异常活动：正常情况下，肢体原来不能活动的部位骨折后出现不正常的活动即为异常活动。

（3）骨擦音及骨擦感：骨折以后，两骨折端相互摩擦时产生的"咔咔"响声。

凡是有以上3个骨折特有体征之一者，即可诊断为骨折。此外，患者也可以进行X线检查，该检查对骨折的诊断具有重要价值，如果存在骨折线，即可诊断为骨折。

106 如果发生了骨折应该做什么样的紧急处理?

（1）脊柱骨折：如果受了外伤，感到背痛、腰痛，甚至双下肢不能活动、大小便失禁等，应怀疑有脊柱骨折的可能。此时，千万不要乱动，不能转动脖子，不能弯腰、坐起，也不要让别人抱起来。将患者平抬到担架上，避免导致或加重脊髓的损伤。对怀疑有脊柱脊髓损伤患者的正确搬运方法是：搬运前先将患者就地仰卧，双下肢理直靠拢，双上肢贴于身侧，将担架放于患者一侧，由 3 人并排在患者另一侧，同时抬住头肩并纵向牵引头部（1 人）、腰臀（1 人）及双下肢（1 人），一起将患者平直移至担架上，保持仰卧姿势，头颈两侧置衣物，防止头部转动。如怀疑胸、腰椎骨折，最好用硬质的担架或木板，然后再将担架搬至运送工具上。例如，营救人员缺乏常识和训练，或运送工具不符合要求，在运送中将使脊髓损伤加重，甚至出现截瘫。

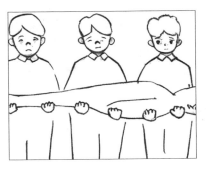

脊柱骨折的搬运方式

（2）四肢骨折：如果发生了四肢骨折，最好临时急救固定。根据受伤的具体情况，就地取材作固定，例如用树枝、木棍、木板、纸板、枕头都可作为临时应急固定使用。如找不到合适固定物时,可将上肢用布条悬吊起来,并固定在胸前。下肢可与健侧下肢绑在一起。在固定好后,应迅速将患者送到医院。

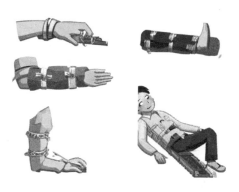

四肢骨折的临时固定

107 骨质疏松性骨折有哪些危险因素?

危险因素主要包括年龄、性别、骨密度、摔倒风险等。存在以下 10 个危险因素的人,要特别注意预防骨质疏松性骨折。

(1)天生偏瘦或骨架较小。

(2)经常吸烟喝酒、不爱运动。

(3)不爱喝牛奶、晒太阳。

(4)过度减肥。

(5)月经不规律或提早绝经。

(6)直系亲属患有骨质疏松(遗传因素)。

(7)年龄超过 50 岁。

（8）长期服用肾上腺糖皮质激素类药物。

（9）近两年发生过跌倒、骨折的经历。

（10）有慢性肾病、胃肠疾病。

108 绝经后妇女、老年人摔倒后身体哪些部位最可能发生骨折？

跌倒后臀部着地，首先应该考虑髋骨骨折，其次应该考虑腰椎压缩骨折。如果同时手撑地，应注意腕部和肩部骨折。摔倒时，足扭曲，可发生足踝部骨折；摔伤还可能发生多处的骨折，根

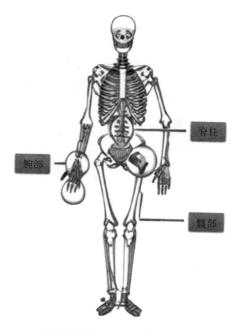

常见的骨质疏松性骨折部位

据着地的部位和所受冲击力量大小而异。绝经后妇女、老年人摔倒以后,需了解其摔倒的原因、哪个部位先着地、地面的构成外形等,同时检查着地部位是否肿胀,有无皮肤擦破或活动障碍,需通过医生的仔细检查后得到确诊。

109 骨质疏松性骨折的治疗原则是什么?

复位、固定、功能锻炼和抗骨质疏松治疗,是骨质疏松性骨折治疗的基本原则。理想的骨折治疗是不加重局部损伤而将骨折整复,骨折固定应尽可能不妨碍肢体活动,早期功能锻炼及配合用药,可使骨折愈合和功能恢复达到比较理想的结果。

由于老年人骨折的自身修复能力降低并同时存在疾病较多,除了防止骨质局部并发症外,对高龄的骨质疏松性骨折患者还需积极防治下肢深静脉血栓形成、脂肪栓塞综合征、坠积性肺炎感染、泌尿系感染等并发症。在骨折治疗的同时积极治疗骨质疏松症,这有助于改善骨质量减少再次骨折的发生。

110 脊柱骨质疏松性骨折怎么办? 能否按摩?

如怀疑患者有脊柱骨折,按摩是禁忌的,更不能随便找不正规的按摩人员擅自操作。因为有些脊椎骨折患者虽未出现脊髓损伤的表现，如下肢疼痛、麻木、无力或感觉和运动的障碍，但骨折使脊柱处于极不稳定的状态。如不经过正规和严格的检查就进行按摩治疗，很可能使脊椎的结构进一步遭到破坏，增加对脊髓的刺激，使损伤加重，适得其反。因此，对疑有脊柱骨折的患者不能采用按摩，必须去正规医院检查、确诊，决定治疗方案，听从专科医生的处理。

以下是一般的指导原则：

（1）立即就医：如果怀疑发生了脊柱病理性骨折，应立即寻求医疗帮助，以获得适当的诊断和治疗。

（2）避免按摩：在未经医生评估和许可的情况下，不应对病理性骨折进行按摩。按摩可能会加剧伤害，增加疼痛或导致进一步的骨折。

（3）医学影像学检查：通常需要通过 X 线片、CT 或 MRI 来评估骨折的程度和位置。

（4）药物治疗：医生可能会开出非甾体抗炎药（NSAIDs）或其他类型的止痛药来控制疼痛。

（5）非手术治疗：轻微或稳定的骨折可能不需要手术，而是通过保守治疗，如佩戴支具或矫形器、限制活动、物理治疗等。

（6）手术治疗：对于严重的骨折或伴有神经损伤的情况，可能需要手术干预，如椎体成形术或椎体后凸成形术。

（7）骨质疏松症治疗：如果骨折是由于骨质疏松症导致的，可能还需要接受骨质疏松症的治疗，包括服用药物来增强骨密度。

（8）康复计划：在骨折愈合后，可能需要进行物理治疗和康复训练，以增强背部和核心肌肉群，改善平衡和功能。

在任何情况下，应遵循医疗专业人员的建议，因为每个人的情况都是独特的，需要个性化的治疗方案。不要自行尝试任何治疗方法，包括按摩，可能会导致伤害加重。

111 老年髋部骨质疏松性骨折有什么表现？ 发生了怎么办？

老年髋部骨折患者的典型症状包括髋关节活动受限、疼痛、下肢缩短畸形，部分无错位的嵌插型骨折或无移位骨折，往往症状轻微，患肢无畸形，常见的并发症包括股骨头坏死和骨折不愈合。

（1）股骨颈骨折：患者多主诉髋部疼痛，移动患肢时疼痛加剧，腹股沟中点下方常有压痛。患侧下肢常呈 45～60°外旋畸形，下肢活动受限，患肢缩短。治疗方式根据严重情况可以选择保守治疗或手术治疗，但是保守治疗通常会发生严重并发症。

（2）股骨粗隆间骨折：股骨粗隆间骨折局部疼痛剧烈，畸形肿胀、淤血明显，下肢活动障碍，下肢可以呈 90°外旋畸形，相比股骨颈骨折程度更严重。治疗方式一般需要手术治疗，除非患者身体条件差不能耐受手术。

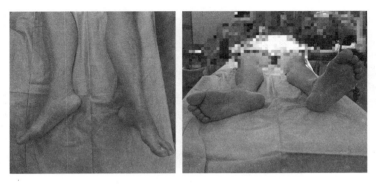

老年髋部骨折的外部表现：患肢外旋、短缩

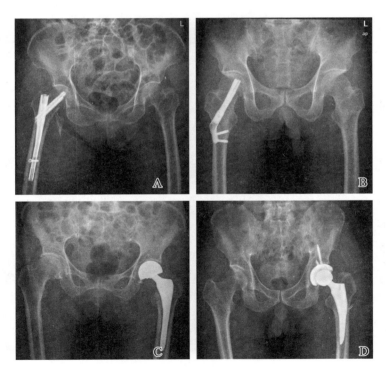

老年髋部骨折常用的手术方式

髓内钉固定（A）、钢板固定（B）、半髋置换（C）、全髋置换（D）

（3）股骨粗隆下骨折：外伤后患肢骨折处极端肿胀、畸形、缩短，下肢远端外旋，膝、髋关节不敢活动，疼痛剧烈。治疗方式一般需要手术治疗，除非患者身体条件差不能耐受手术。

此外，还有一部分老年髋部骨折患者，症状轻微，患肢无畸形，只是在腹股沟即大腿根部或膝部有些疼痛，一般仍可行走，应引起重视。

112 前臂手腕骨折会有什么表现？

老年人摔倒后，往往本能地用手撑地，这时若手腕部疼痛、肿胀、不敢活动、皮下淤血、畸形，尤其是手腕有所谓餐叉样畸形时，应考虑手腕骨折的可能。如果有以上症状时，千万不要请人按摩，否则可能造成进一步的移位及血管神经损伤，最好临时固定后马上去医院检查，拍 X 线片以确诊。

113 如何治疗骨质疏松症患者的手腕部骨折？

首要措施是临时固定，用一本 A4 大小的杂志或者硬纸壳兜住患肢，围巾悬吊于胸前，尽快到医院就诊。几乎大部分的腕部骨折均可通过手法整复获得满意复位效果。手法复位满意后通常采用石膏托固定，目的是制动，防止骨折移位。骨折后持续冷敷 48 小时减少出血,消肿止痛。具体方法是每小时冷敷 15 分钟。注意是冷敷,而不是冰敷。抬高患肢也是为了消肿。注意观察患侧手指肿胀及手指末端血运情况。一旦手指肿胀加重,或充血变紫,或感到石膏托内肢体疼痛,说明石膏过紧,需要尽快复诊。情况严重时剪开部分或全部固定绷带,以免发生组织压迫坏死。1 周后更换石膏。通常此时软组织肿胀消退回缩,石膏托变得宽松,失去固定作用,需要更换合适的石膏托。按医嘱复查,因为即使复位满意的骨折也可能发生移位。

但是,对于不稳定骨折或骨质疏松的患者(如高龄女性),建议手术治疗。研究显示,这类患者即使是骨折移位不多或复位满意,后期也容易发生骨折移位。

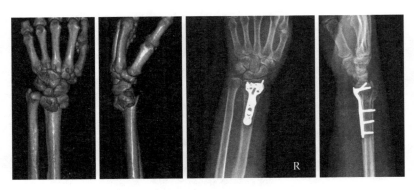

老年腕部桡骨远端骨折常用钢板手术固定

114 肩关节周围骨折有什么症状?

肩关节周围骨折最常见的是肱骨近端骨折,临床表现通常会为疼痛、肿胀、活动受限、皮下淤青、关节畸形等症状，需要及时到医院进行治疗。

（1）疼痛：肩关节骨折后会导致关节部位出现剧烈的疼痛，疼痛通常会相对比较严重，而且持续的时间也比较长。

（2）肿胀：骨折后有可能会导致局部软组织损伤，可能会引起渗出，导致肩关节周围出现肿胀。

（3）活动受限：可能会导致肩关节的活动受到影响，不能够正常地抬举胳膊。

（4）皮下淤青：如果有皮下出血的情况，有可能会导致皮下淤青，皮肤上会有大块的淤斑。

（5）关节畸形：如果骨折比较严重，导致局部骨骼出现错位，或者是粉碎性骨折，有可能会引起肩关节畸形。

（6）发热：血肿吸收时体温会有所升高，一般不超过 38℃。

肩关节骨折多数是外伤引起的，如果有异常的情况，需要及时到医院检查治疗。

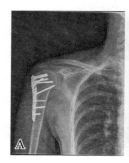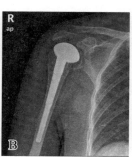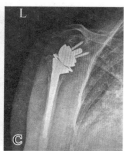

老年肱骨近端骨折常用的手术方式
钢板固定（A）、半肩关节置换（B）、反肩关节置换（C）

115 为什么老年人容易肋骨骨折？

老年人容易发生肋骨骨折的原因主要包括以下几点：

（1）骨质疏松：随着年龄的增长，骨密度自然下降，尤其是在绝经后的女性中。骨质疏松会使骨骼变得更加脆弱，容易折断。

（2）肌肉质量和力量降低：老年人的肌肉质量和力量通常会下降，减少了对骨骼的保护作用，使得在摔倒或受到撞击时骨折的风险增加。

（3）平衡和协调能力下降：随着年龄的增长，平衡和协调能力可能会降低，这增加了跌倒的风险。跌倒是老年人骨折的主要原因之一。

（4）营养摄入不足：老年人可能由于各种原因（如食欲减退、消化吸收问题或饮食选择）而无法摄入足够的营养，尤其是对骨骼健康至关重要的钙和维生素 D。

（5）慢性疾病：患有某些慢性疾病，如糖尿病、类风湿性关节炎等，可能会影响骨骼健康，增加骨折风险。

（6）药物副作用：某些药物可能会影响骨密度或增加跌倒风险，如长期使用皮质类固醇等。

（7）生活方式因素：不足的身体活动、吸烟和过度饮酒都可能对骨骼健康产生负面影响。

由于老年人的骨折愈合速度通常比年轻人慢，预防措施尤为重要。这包括保持适当的身体活动以增强肌肉和骨骼,确保良好的营养摄入,避免摔倒的环境风险,以及定期进行骨密度检查和适当的医疗干预。

116 老年人肋骨骨折需要固定多长时间?

单纯性肋骨骨折因有肋间肌肉牵拉固定,很少有移位,无须处理即可愈合。如有对位不好或畸形愈合,亦不会妨碍呼吸功能。

如一处骨折,一般用胶布固定胸壁,相对限制胸壁呼吸运动,减少骨折一端的移动,达到止痛目的。这种骨折固定 2～4 周。

如为多发肋骨骨折主要限制胸壁活动,纠正胸部凹陷,范围较小者,固定 3～6 周,如范围较大者,宜采用肋骨切开复位内固定手术。

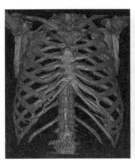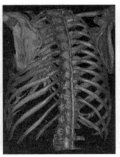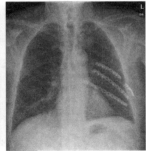

肋骨骨折常用的钢板固定方式

117 踝部骨折的临床表现有哪些？

踝部骨折一旦发生后，如果骨折严重，往往需要手术治疗，踝部骨折主要症状有以下几点：

（1）疼痛：一旦发生骨折，患者会有明显的疼痛症状。

（2）肿胀：骨折早期往往会出现脚踝骨周围软组织及韧带的明显肿胀，甚至会出现皮下的淤斑、淤青。

（3）局部功能障碍：正常情况下脚踝骨活动范围比较大，也是人体比较灵活的一个关节。但是一旦发生骨折以后，患者因为疼痛肿胀，往往会限制踝关节的活动范围。

（4）局部畸形：如果骨折移位非常明显，往往会看到局部的畸形，如一侧突出一个骨头；如果是开放性骨折，甚至可以看到外露的骨头。

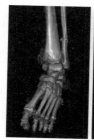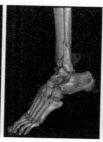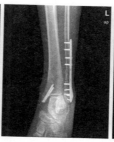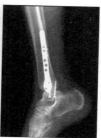

老年踝部骨折常用的钢板、螺钉手术固定方式

118 如何防止老年人摔跤?

（1）环境因素预防：保持高频率活动场所的地面平整、干燥；在过道、卫生间安装扶手，能让手直接够到，若是不小心跌倒可以借助外力支撑起来；卫生间地面湿滑，可以在地上铺一层防滑垫。

尽量不要将常用的物品放在高处，而应摆放在比较低的位置；家中摆放的家具，如沙发、餐桌、衣柜，尽量不要频繁地移动；合理调整台阶、床的高度。

（2）个人因素预防

日常起居：衣服穿着合身舒适，鞋子合脚防滑，不穿笨重的软底鞋。起步站稳再走，变换体位时稍慢。例如，如厕后站起时应缓慢，防止体位性低血压晕厥跌倒。避免重体力活动、高处取物等危险活动；外出有人陪伴；必要时使用手杖或助行器等工具助行。

饮食：优质蛋白对保持肌肉力量尤为重要，含蛋白质较高的食物有牛奶、鸡蛋、瘦肉、禽类、鱼虾和大豆；抗氧化食物有蔬菜、水果、坚果、粗粮等。在无禁忌的情况下可多食用，以增加维生素D的摄入。

运动锻炼：有规律的锻炼或功能训练，能帮助预防跌倒。符合老年人的运动有平衡体操、广场舞、太极拳、散步、起坐训练、站立训练等，适当户外活动晒晒太阳。

合理用药：遵医嘱用药，按时按量服药，老年人或照护者要知晓药物的不良反应；服用镇静催眠类药物应等意识完全清醒后才能下床；服用降压药、降糖药、利尿药等药物后要遵循起床"三部曲"：醒后 30 秒再起床，坐起后 30 秒再站立，站立后 30 秒再行走。

重视相关疾病的预防：有视听及其他感知障碍的老年人应佩戴眼镜、助听器等补偿设备；骨质疏松症的老年人要补充维生素 D 和钙剂，加强锻炼，保持骨关节的灵活性。

心理护理：家属要多关爱老年人，尽量避免高龄老人独居，多陪伴老人，减轻老年人的孤独抑郁情绪；帮助老年人调整心态和认知，既要克服因过度担心跌倒而不敢活动的心理，又要避免逞强不服老而冒险活动的心理。

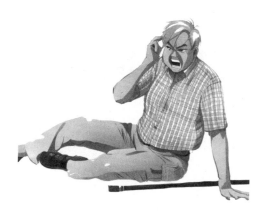

预防老年人摔跤

119 骨折后长期卧床会发生哪些常见的并发症？

骨折患者长期卧床的并发症很多，常见并发症有以下几种：

（1）压疮：指长期卧床，骨突部位受压，引起的局部皮肤损害。

（2）坠积性肺炎：由于不能定时翻身排痰，导致呼吸道分泌物在肺部积聚，引起肺部的炎症。

（3）下肢深静脉血栓形成：由于骨折导致肢体的活动障碍，下肢血液淤滞，导致下肢深静脉血栓形成，严重的还可能导致肺栓塞。

（4）肌肉废用性萎缩：由于骨折的原因，肢体长期得不到有效锻炼，引起肌肉萎缩。

（5）泌尿系统感染：卧床时排尿不便，膀胱中常有少量残余尿，使细菌容易繁殖，发生泌尿系统感染。

120 怎样预防和治疗骨折后长期卧床导致的压疮？

压疮是由于长时间的压力导致皮肤和组织的血液循环受阻，致使组织损伤和坏死。骨折后长期卧床的患者由于活动受限，容易发生压疮。以下是预防和治疗压疮的一些方法：

（1）预防压疮

定期改变体位：每隔 1～2 小时就需要改变体位，减少对特定部位的压力。如果患者无法自行移动，需要护理人员协助。

使用专用床垫和垫子：使用减压床垫或减压垫，如充气床垫、凝胶垫或泡沫垫，以减少皮肤受到的压力。

保持皮肤清洁干燥：定期清洗皮肤，并保持干燥，特别注意容易出汗的区域,如背部、臀部和腹股沟。

营养:保证良好的营养摄入,特别是蛋白质和维生素C,这些对皮肤的修复和整体健康至关重要。

保持良好的体液循环:鼓励患者在床上进行适当的活动,如脚踝转动和上肢运动,以促进血液循环。

教育和培训:教育患者和护理人员关于压疮的风险因素和预防措施。

(2)治疗压疮

减压:一旦发现压疮,首要任务是减轻受影响区域的压力。

清洁和护理:保持压疮干净,根据压疮的阶段和医生的建议,使用适当的敷料和清洁方法。

去坏死组织:可能需要去除坏死组织,以促进健康组织的生长。

控制感染:如果压疮感染,需要使用适当的抗生素治疗。

营养和补液:确保患者摄入足够的营养和水分,以支持皮肤的修复和整体健康。

使用生物工程材料:在某些情况下,可能会使用生物工程皮肤或其他辅助治疗产品来促进愈合。

手术治疗:在严重的情况下,可能需要手术来修复或覆盖压疮区域。

预防和治疗压疮须多学科团队的合作,包括医生、护士及营养师。定期评估患者的风险和压疮的进展,及时调整治疗策略,对于成功管理压疮至关重要。